恶性肿瘤骨转移及骨相关疾病临床诊疗专家共识（2010年版）

中国抗癌协会癌症康复与姑息治疗专业委员会（CRPC）
中国抗癌协会临床肿瘤学协作专业委员会（CSCO）

北京大学医学出版社

图书在版编目（CIP）数据

恶性肿瘤骨转移及骨相关疾病临床诊疗专家共识（2010 年版）/中国抗癌协会癌症康复与姑息治疗专业委员会（CRPC），中国抗癌协会临床肿瘤学协作专业委员会（CSCO）编写. —北京：北京大学医学出版社，2010.7

ISBN 978-7-81116-754-2

Ⅰ.①恶… Ⅱ.①中… ②中… Ⅲ.①骨肿瘤－肿瘤转移－诊疗 Ⅳ.①R738.1

中国版本图书馆 CIP 数据核字（2010）第 129279 号

恶性肿瘤骨转移及骨相关疾病临床诊疗专家共识(2010 年版)

编　　者：中国抗癌协会癌症康复与姑息治疗专业委员会（CRPC），中国抗癌协会临床肿瘤学协作专业委员会（CSCO）

出版发行：北京大学医学出版社（电话：010-82802230）

地　　址：（100191）北京市海淀区学院路 38 号 北京大学医学部院内

网　　址：http：//www.pumpress.com.cn

E - mail：booksale@bjmu.edu.cn

印　　刷：北京瑞达方舟印务有限公司

经　　销：新华书店

责任编辑：吕晓凤　**责任校对**：金彤文　**责任印制**：张京生

开　　本：787mm×1092mm 1/32　**印张**：5　**字数**：93 千字

版　　次：2010 年 7 月 2010 年版　2012 年 8 月第 2 次印刷

书　　号：ISBN 978-7-81116-754-2

定　　价：16.00 元

《共识》专家顾问组成员

孙　燕*（顾问）

（以下成员按姓氏笔画排序）

马　军*	王杰军	石远凯	印季良	那彦群
吴一龙	宋三泰	沈志祥*	闵华庆	周清华
武永吉	侯　梅	秦书逵	梁国栋	谢广茹
廖美琳	蔡櫃伯			

《共识》专家组成员

（按姓氏笔画排序）

于　力*	于世英*	马建辉*	马胜林	牛晓辉*
王　洁	王华庆	王孟昭	王绿化*	龙　浩
任　军	刘　霆	刘孟忠	江泽飞*	吴　宁*
吴德沛	寿建忠*	张　力*	张贺龙	李　进
李　娟*	苏逢锡	邱录贵*	陆　舜	周彩存
周道斌*	林桐榆	欧阳学农	罗荣诚	侯　健*
姚　阳	胡夕春	赵永强	徐兵河	梁　军

* 为执笔专家。

序 言

孙 燕

我国卫生部公布 2006 年恶性肿瘤的死亡已经占到居民死亡原因的首位。WHO 报告全球癌症死亡人数已经超过 700 万大关，占全部死亡人数的 12%，在发展中国家占 9%，在发达国家占 21%。如果这一趋势得不到改善，预期到 2020 年每年新发生的癌症患者将达 1500 万，在发展中国家癌症总数将增加 73%，发达国家增加 29%。这在很大程度上是老年人口增加的结果。因此各国应当采取必要的预防措施，解决肿瘤已经成为世界各国首要的任务之一。

2006 年世界卫生组织把肿瘤定位成一种可以控制的慢性疾病。对慢性疾病我们可以从两方面理解：① 它的发生过程是相当缓慢的，正常细胞是在各种内因和外因长期作用下发生恶变的；② 在肿瘤发生以后我们希望把它变成一个可以控制的慢性病，那就意味着患者得了肿瘤后，要么就把它治好；要么就让他长期带着肿瘤但能够保持正常生活质量，这就是我们现在处理患者的一个新的目标。在这种理解的指导下，一方面预防重新成为受到广泛重视的问题；另一方面姑息治疗就成为我们一个非常重要的研究领域。

姑息医学从 20 世纪 80 年代开始已经成为一个独立的学科。世界卫生组织（WHO）从 20 世纪 80 年代后期将姑息治疗列入解决癌症问题的四个重点工作之一，切入点选择了癌症疼痛的控制。我国在1990年首次在广州和WHO共同举办学术研讨会和学习班，从此在各地不同层次地开展这一项目已经达18年了。在此期间我国政府多次以文件形式推动控制癌症疼痛的工作，并制定了6项相应的法规和政策。其中包括放开医院麻醉品的供应、癌症患者麻醉药的领取方法以及取消吗啡最高限量等，这些都大大促进了这一项目的发展并切实方便了患者。WHO和我们多次举办的学习班和讨论会也有力地促进和普及了这一学科的发展。18年来我们在这一领域的进展是有目共睹的，在发展中国家也是比较突出的，这也体现了我国以人为本的基本原则。

在姑息治疗中，发展起来一套针对骨转移和骨相关事件的处理原则。其中针对骨的破骨细胞的双膦酸盐类的广泛应用成效突出，在我国已经相当普及。而且，我们原来认为双膦酸盐主要抑制破骨细胞的活动，它的重点是对溶骨性病变的治疗，现在看来这个认识不全面，因为双膦酸盐除了对破骨细胞有抑制作用以外，它对整个肿瘤发生的全部过程都有一些干扰。大量的事实表明，它可以利用凋亡来抑制肿瘤的新生血管。可见，我们对于双膦酸盐的作用机制和它的使用，也积累了相当的经验。最初，在20世纪80年代发现这类药物能抑制破骨细胞，因而受到临床广泛重视。从第一代的骨膦，到第二代的帕米膦酸二钠，到第三代的唑来膦酸，临床使用的有效剂量越来越小。例如：骨膦一天要使用到几克才可以；但是使用第三代的唑来膦酸每次4毫克就可以了，而且，3

至4周才使用一次，所以它的效率大大提高了。由于三代的双膦酸盐具有不同的活性和功效，故选择该类药物时可以根据药物的适应证和特点来决定，这样可以给临床治疗工作提供更加灵活的选择。现在大家知道，第一代的氯膦酸盐有口服的剂型，口服用药可以减少患者的就诊时间和相关费用，因此更加方便。总而言之，双膦酸盐扩大了我们对于恶性肿瘤骨转移和骨相关疾病的治疗，成为姑息治疗的一个成功典范。2003年美国ASCO制定了这类药物在乳腺癌骨转移的应用指南（JCO 2003；21:4042），推荐将双膦酸盐类药物应用于溶骨性病变，特别是X线平片上具有溶骨表现的患者；但对于只有骨扫描异常，X线平片、CT或MRI没有骨破坏的患者不推荐。其实，双膦酸盐类药物对其他导致骨破坏和高钙血症的病变也有一定疗效，包括Paget病、非小细胞肺癌、前列腺癌、多发性骨髓瘤等。

因之，二十余年来肿瘤姑息治疗的发展和内容相当丰富多彩。近年来对待癌症疼痛观念的更新，对骨转移和骨相关事件的合理处理，再加上止呕和抗贫血的治疗药物在临床的正确使用，使多数临床肿瘤医生已经熟悉这些问题的处理原则，同时也推动了本领域内关于疗效和药理研究等课题。最令人欣慰的是大家对姑息处理在肿瘤综合治疗中的重要性越来越重视，而且正在开展相应的临床研究。

医生的责任就是向患者提供最新最好的服务，不但要治好身体的病痛，也需要关怀患者精神和身体的创伤和痛苦。当然要达到这样的目标我们还任重道远，需要大家更加努力。但前进的每一步都是应当受到鼓励和支持的。

编写一本我国的关于肿瘤姑息治疗的书是几代人的愿望。因此，在四年前我们通过讨论组成了包括不同领域的同道的编辑委员会，并着手准备资料。参加编写的都是活跃在这一领域第一线的老中青同道。2006年本书主要针对乳腺癌和肺癌骨转移共识进行了编写，2007年和2008年在此基础上，又增加了总论和多发性骨髓瘤、前列腺癌、肾癌骨转移共识的编写，应当说本书的编写也是在逐步积累和完善的。除了国际上已有的成果和共识外，我们还力图总结一些我们的实践经验。2009年我们开展了一次大规模的名为“扬帆计划”的中国肿瘤骨转移患者诊疗情况的大调查，该调查覆盖了全国53家大中型医院，共完成了3223例肿瘤骨转移患者的调研工作，调研发现：85％的临床医生了解中国肿瘤骨转移专家共识，90％的临床医生会参考该共识诊断和治疗骨转移患者，这说明专家共识已经具有临床应用上的权威性，但是推广程度仍不够。另外调查还发现：88％的医生认为双膦酸盐能有效预防或延缓骨转移引起的SREs的发生；但是有50％的医生认为患者不能坚持长期使用双膦酸盐治疗。这说明医生能够认可双膦酸盐在肿瘤骨转移治疗上的重要性，但是由于中国的经济现状、药物情况（非医保）以及患者的认知度等多种原因，导致目前大多数患者不能坚持长期使用双膦酸盐治疗。这些发现对未来我们制订共识和推广共识都带来了非常有益的帮助，2010年初，我们重新对共识进行了修订和更新，相信这本专著的出版必将促进大家在这一领域内水平的提高，从而给广大患者带来裨益。

肿瘤的姑息治疗仍然处在发展中，很多经验和共识都有待于进一步充实。因此，本书必然存在很多不足，甚至存在较大争议之处。所以，请同道们补充和批评指正。同时，我们也深切希望大家开展相关的临床研究，特别是通过中医中药改善病人机体状况、改善生活质量的循证医学研究，将我国的经验进行总结，从而对这一领域作出我们民族的贡献。

目　录

第1章

恶性肿瘤骨转移及骨相关疾病临床诊疗专家共识总论

执笔：于世英　牛晓辉　王绿化　吴　宁
江泽飞　张　力　马　军　马建辉
指导：孙　燕

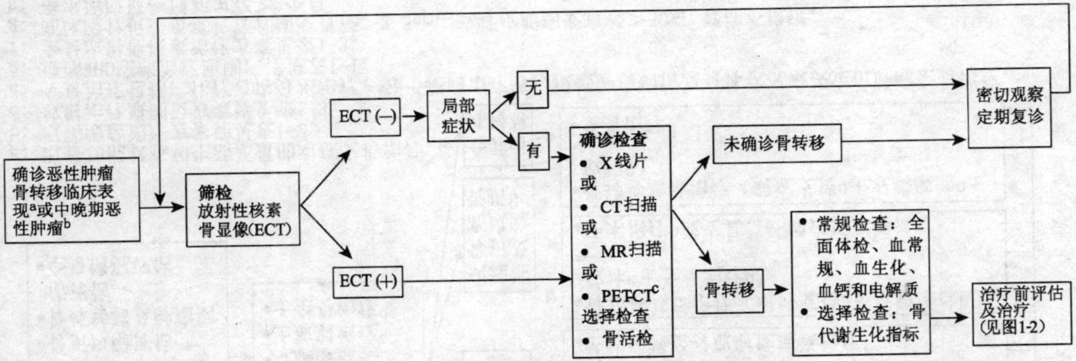

a:骨转移的临床表现：骨疼痛、活动障碍、病理性骨折、脊髓压迫及脊神经压迫、高钙血症等。

b:中晚期恶性肿瘤及高风险发生骨转移的恶性肿瘤。

c:由于PET-CT检查费用昂贵，因此不推荐作为常规检查。

图1-1　恶性肿瘤骨转移的诊断

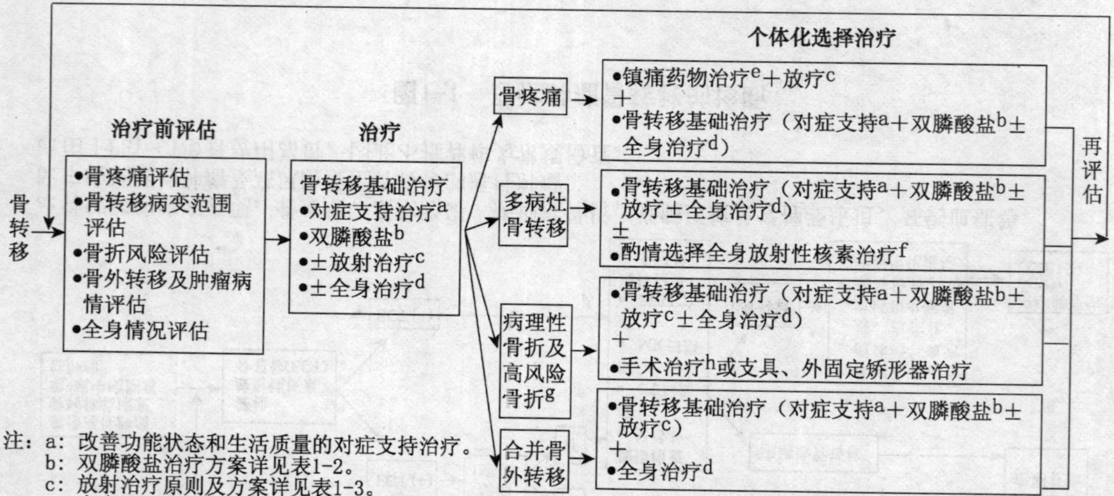

注：a：改善功能状态和生活质量的对症支持治疗。
b：双膦酸盐治疗方案详见表1-2。
c：放射治疗原则及方案详见表1-3。
d：全身治疗包括：化疗、内分泌治疗、分子靶向治疗等，根据肿瘤病情及身体状况来决定抗肿瘤全身治疗。
e：遵循WHO癌痛治疗原则，详见表1-1。
f：全身放射性核素治疗方案见表1-3。
g：高风险骨折：负重长管骨病变直径＞2.5cm，或骨皮质病变直径＞50%；脊柱不稳定。
h：手术适应证：预期生存≥3个月。

图1-2　恶性肿瘤骨转移的治疗

表1-1　恶性肿瘤骨转移的药物止痛治疗

癌症疼痛药物止痛治疗原则：

1. 口服及无创途径给药；
2. 按阶梯给药；
3. 按时给药；
4. 个体化给药；
5. 注意具体细节。

止痛药物的选择：

轻度疼痛（VAS 评分 1～3）：非甾体类抗炎镇痛药±辅助药物；

中度疼痛（VAS 评分 4～6）：阿片类止痛药＋非甾体类抗炎镇痛药±辅助药物；

重度疼痛（VAS 评分 7～10）：强阿片类止痛药＋非甾体类抗炎镇痛药±辅助药物。

表 1－2　恶性肿瘤骨转移双膦酸盐治疗

常用于骨转移治疗的双膦酸盐类药物的用量与用法如下： • 氯屈膦酸二钠 1600mg/d，口服；或氯膦酸盐注射液 300mg/d，静脉注射，＞2 小时，连续 5 天，之后改为口服制剂。 • 帕米膦酸钠 90mg，静脉注射＞2h，每 3～4 周重复。 • 唑来膦酸 4mg，静脉注射＞15min，每 3～4 周重复。 • 伊班膦酸钠 6mg，静脉注射，每 3～4 周重复。

表1-3　恶性肿瘤骨转移的放射治疗

骨转移姑息性放射治疗方法及选择： 1. **体外照射**：局部或区域放疗，骨转移放射治疗的常规放疗方法。 体外照射适应证： （1）用于有骨疼痛症状的骨转移灶，缓解疼痛及恢复功能； （2）选择性地用于负重部位骨转移（如脊柱或股骨转移）的预防性放疗。 体外放疗常用的剂量及分割方法（选择下列方法之一）： • 300cGy/次，共10次； • 400cGy/次，共5次； • 800cGy/次，共1次。 2. **放射性核素**：全身性内照射放疗，骨转移放射治疗可供选择的放疗方法。 酌情选择性地用于有严重骨疼痛的全身广泛性骨转移患者。注意：该治疗发生骨髓抑制的风险较高，而且恢复较慢（约12周）。

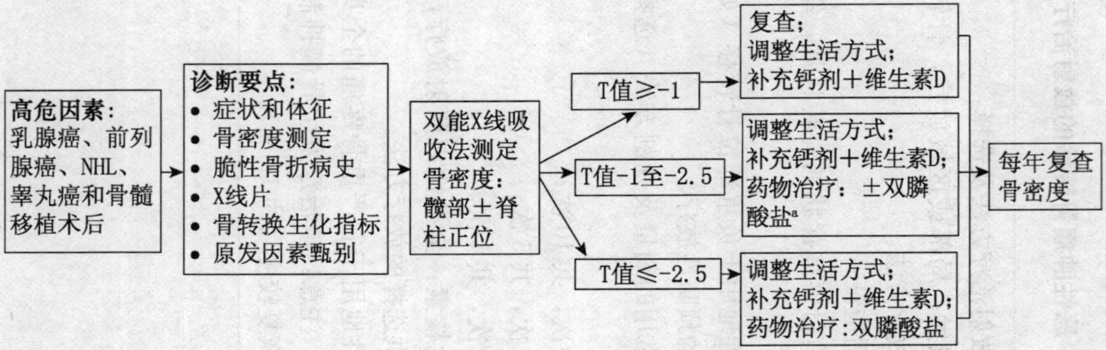

注：a. ≥2个骨质疏松症危险因素的患者考虑双膦酸盐治疗

图1-3　恶性肿瘤治疗相关的骨质丢失/骨质疏松的诊断和治疗

一、恶性肿瘤骨转移的临床诊断与治疗

（一）概述

骨骼是晚期恶性肿瘤最常见的转移部位。随着抗癌治疗方法的不断改进，晚期癌症患者的生存时间不断延长，患者出现骨转移及骨骼并发症的风险也随之明显增加。骨转移常见于乳腺癌、肺癌、前列腺癌、胃癌、肾癌、甲状腺癌、宫颈癌、骨及软组织肉瘤等恶性肿瘤。晚期恶性肿瘤的骨转移发生率：乳腺癌65%～75%，前列腺癌65%～75%，鼻咽癌67%～75%，肺癌30%～40%，甲状腺癌60%，黑色素瘤14%～45%，肝癌13%～41%，肾癌20%～25%，结直肠癌1%～7%，胃癌13%，其他头颈癌25%[1-3]。多发性骨髓瘤累及骨骼所致的骨病发生率为70%～95%。

恶性肿瘤骨转移的确切发病机制尚未完全弄清。癌细胞转移至骨骼导致OPG-RANK/RANKL系统的平衡破坏被认为是恶性肿瘤骨转移骨破坏的主要发病机制。恶性肿瘤细胞转移到骨骼并释放可溶介质，激活破骨细胞和成骨细胞。激活的破骨细胞释放细胞因子又进一步促进肿瘤细胞分泌骨溶解介质，从而形成恶性循环。

恶性肿瘤骨转移常导致严重的骨疼痛和多种骨并发症，其中包括骨相关事件（skeletal related events，SREs）。骨相关事件是指骨转移所致的病理性骨折、脊髓压迫、高钙血症、为缓解骨疼痛进行的放射治疗、为预防或治疗脊髓压迫或病理性骨折而进行的骨外科手术等[4]。骨转移所致的骨骼病变及骨相关事件，不仅严重影响患者的自主活动能力和生活质量，而且还威胁患者的生存。恶性肿瘤骨转移虽然都是肿瘤疾病晚期，预后差，但是合理的治疗对患者仍然有积极意义。止痛药治疗、双膦酸盐类药物治疗、放射治疗、手术治疗等方法均在骨转移治疗中起重要作用。控制恶性肿瘤骨转移病变，常常需要接受多种方法综合治疗。因此，深入认识恶性肿瘤骨转移病变、综合治疗骨转移病变，可减少骨转移并发症，减少或避免骨相关事件，是改善骨转移患者生活质量的重要策略。

（二）诊断

确诊为恶性肿瘤的患者，一旦出现骨疼痛、病理性骨折、碱性磷酸酶升高、脊髓压迫或脊神经根压迫或高钙血症相关症状等临床表现，应进一步检查以排除骨转移病变。对于某些高风险发生骨转移的恶性肿瘤（如乳腺癌、肺癌、鼻咽癌、前列腺癌等中、晚期恶性肿瘤）患者，可考虑把排除骨转移的临床检查作为常规检查项目。骨转移的筛查及检查方法主要依据影像学检查（图1-1）[5-11]。

1. 检查方法

（1）*放射性核素全身骨显像*（ECT）：ECT是恶性肿瘤骨转移的初筛诊断方法，但不作为转移性骨肿瘤的诊断依据。放射性核素骨显像诊断恶性肿瘤骨转移的敏感性为62%～98%，假阴性率3%～8%，特异性 66.7%～70%，假阳性率 33%～40%[5,6]。

（2）X线检查：X线检查是确诊恶性肿瘤骨转移的主要方法[5,6]。X线片早期诊断骨转移瘤的敏感性低，仅 44%～50%。当骨小梁破坏达 50%以上，并且直径达 1.0～1.5cm 时，才可能形成在X线平片上可见的骨转移灶。用于骨转移诊断的X线检查尽管敏感性低，但是由于X线检查的影像空间分辨率高，应用范围广泛，操作简便，价格低廉，辐射量比较小，X线检查仍然是诊断骨转移的主要检查方法。

（3）CT扫描：CT扫描也是确诊恶性肿瘤骨转移的诊断方法，其诊断灵敏度高于X线片[7]。CT扫描检查可确诊某些放射性核素骨显像检查阳性而X线片阴性的患者的骨转移病灶。对于需要骨活检的病灶，CT引导下病变处穿刺活检，可提高骨转移病灶穿刺活检率，提高穿刺部位的准确性及操作的安全性。

（4）MR扫描：MR扫描是目前诊断骨转移敏感性和特异性均较高的诊断方法。MR扫描诊断骨转移的敏感性为 82%～100%，特异性为 73%～100%[8]。MR扫描显示骨髓腔内早期转移灶有特殊优势，MR扫描还能准确显示骨转移侵犯部位、范围及周围软组织受累情况。由于影像学检查确诊骨转移的可靠指标是骨破坏，而MR检查不是判断骨破坏的最可靠方法，因此专家组对MR用于骨转移确诊检查存在争议。

（5）PET-CT扫描：PET-CT扫描是正电子发射计算机断层显像（positron emission computed tomography，PET）与电子计算机体层摄像（computed tomography，CT）相结合的影像学新技术，一次成像既可获得PET图像，又可获得CT图像。PET显像通过检测局部葡萄糖代谢活性的变化而发现肿瘤病灶。因此，PET-CT能较灵敏地显示骨髓微转移灶，早期诊断骨转移病变。PET-CT扫描可以同时检查全身器官、淋巴结以及软组织，从而全面评估肿瘤病变范围。PET-CT诊断的敏感性达62%～100%，特异性达96%～100%[9-11]。PET-CT扫描诊断骨转移及全面评估肿瘤病情有特殊优势，但由于其检查费用昂贵，因此不推荐作为常规检查方法。

（6）**骨活检**：组织病理学或细胞病理学检查是确诊恶性肿瘤骨转移的可靠方法。针对可疑骨转移灶，进行细针穿刺细胞学或穿刺活检，以明确诊断。对于原发灶未获得病理学或细胞学诊断的患者，更有必要考虑骨活检。骨活检应注意避免病理性骨折的风险。

（7）**骨代谢生化指标**：骨代谢生化指标是近年来探索用于骨转移诊断及病情监测的新方法。反映溶骨性骨代谢的生化指标有：Ⅰ型胶原碳端肽（ICTP）、Ⅰ型胶原氮端肽（NTX）、Ⅰ型胶原羧基端交联肽（CTX）、骨唾液酸糖蛋白（BSP）等。反映成骨性骨代谢的生化指标：骨特异性碱性磷酸酶（BALP）、总碱性磷酸酶（ALP）、Ⅰ型前胶原氮端前肽（PINP）等[12]。研究显示，尿NTX等骨代谢标志物对骨转移诊断及病情监测有一定的应用前景，但是目前该类指标尚不能作为骨转移诊断的可靠方法。

2. 诊断要点　放射性核素全身骨扫描是初步诊断骨转移的筛查方法，进一步确诊尚需根据情况选择 X 线片、MR 扫描或 CT 扫描等方法检查，必要时还可考虑骨活检。

恶性肿瘤骨转移的诊断标准需同时具备两项条件：

（1）经组织病理学或细胞学检查诊断为恶性肿瘤，或骨病灶穿刺活检或细胞学诊断为恶性肿瘤骨转移；

（2）骨病灶经 X 线片、或 MR 扫描、或 CT 扫描、或 PET - CT 扫描诊断为恶性肿瘤骨转移。

（三）治疗

恶性肿瘤骨转移的治疗目标：① 缓解疼痛，恢复功能，改善生活质量；② 预防或延缓骨相关事件的发生。是否将控制肿瘤进展、延长生存期作为治疗目标，需视病情而定。恶性肿瘤骨转移治疗的总体策略是采用以缓解症状、改善生活质量为主要目标的姑息治疗。对于预期抗肿瘤治疗有效的患者，应根据病情进行合理的抗肿瘤治疗。为骨转移患者制定切实可行的治疗目标，不仅能切实有效地缓解骨转移患者的痛苦，避免发生严重的并发症，而且有利于合理利用有限的医疗资源。

治疗恶性肿瘤骨转移的方法包括：止痛药治疗、双膦酸盐类药物治疗、放射治疗、手术治疗、对症支持与康复治疗、化疗、内分泌及分子靶向治疗等抗肿瘤治疗。缓解恶性肿瘤骨转移病变导致的症状和并发症，改善生活质量及控制肿瘤病情进展，常常需要接受多种方法综合治疗（图 1-2)。骨转移姑息性治疗方案制定的基本原则：明确治疗目标，个体化综合治疗，动态评估病情及调整治疗方案。

1. 对症支持治疗　遵循晚期恶性肿瘤姑息治疗的基本原则，针对骨转移及其并发症等病情给予对症处理及最佳支持治疗。积极缓解肿瘤及骨转移所致的躯体症状，提供心理及精神支持治疗，改善患者的功能状态和生活质量。预防和治疗骨转移患者因活动受限而长期卧床或活动减少所引起的各种病变或伴随症状，提高个体活动能力，帮助患者恢复骨骼自主活动功能及生活自理能力。指导恶性肿瘤骨转移患者在日常活动中如何注意避免对骨骼影响较大的动作和活动，以减低发生病理性骨折的风险。例如：活动时避免突然扭转脊柱或肢体，避免负重及提重物，预防跌倒（包括必要的装置配备和改装、浴室安全性等)。对于床上翻身、身体转移和站立行走等日常生活活动能力部分受限的患者，需要医疗陪护人员辅助完成，必要时配置支具及矫形支具等康复器具，帮助患者适当增加活动能力。对于卧床不起的患者，可酌情进行适当的床上活动。

2. 止痛药物治疗　骨疼痛是骨转移患者的主要症状。持续有效地缓解骨疼痛是恶性肿瘤骨转移治疗的主要策略。缓解骨疼痛的止痛治疗方法包括：止痛药、放射治疗、双膦酸盐、抗癌治疗等。尽管缓解骨疼痛的治疗方法多种多样，但是止痛药在骨疼痛的治疗中具有不可取代的作用。止痛药治疗是骨转移疼痛治疗的关键及基础性治疗用药。

骨转移疼痛的止痛药治疗应遵循 WHO 癌症疼痛治疗的基本原则[13]，针对患者的疼痛程度选择不同“阶梯”的镇痛药物（表 1-1）。WHO 的癌症三阶梯止痛治疗的五项基本原则：口服及无创途径给药、按阶梯给药、按时给药、个体化给药、注意具体细节。常用止痛药物包括非甾体类抗炎镇痛药、阿片类止痛药及辅助用药三大类。非甾体类抗炎镇痛药及阿片类止痛药是缓解骨转移疼痛的主要药物。辅助用药包括：抗抑郁药、抗惊厥药、NMDA 受体拮抗剂、糖皮质激素类、α_2 肾上腺素能受体激动剂等药物。辅助用药适于与非甾体类抗炎镇痛药和/或阿片类止痛药联合应用，以进一步增强缓解神经病理性疼痛等特殊类型的疼痛的作用。

轻度疼痛：选择非甾体类抗炎药，或选择含有阿片镇痛药、非甾体类抗炎镇痛药的复方制剂。酌情联合应用辅助药物。

中度疼痛：选择阿片类镇痛药，如可待因、双氢可待因，同时给予非甾体类抗炎镇痛药，或阿片及非甾体类抗炎镇痛药复方制剂。当非甾体类抗炎镇痛药用药剂量超过或接近限制剂量时，建议只增加阿片类镇痛药的用药剂量。酌情联合应用辅助药物。

重度疼痛：选择强阿片类镇痛药，如吗啡即释片、吗啡缓释片或羟考酮缓释片、芬太尼透皮贴剂。

同时给予非甾体类抗炎镇痛药或阿片及非甾体类抗炎镇痛药复方制剂。根据病情将阿片类止痛药剂量调整至最佳止痛的安全用药剂量。酌情联合应用辅助药物。

有关疼痛治疗的详细内容，请参考 WHO 癌症三阶梯镇痛指导原则。

3. 双膦酸盐药物治疗　双膦酸盐是内生性焦磷酸盐的同分子异构体。第一代双膦酸盐以氯膦酸二钠为代表。第二代是含氮的双膦酸盐，以帕米膦酸钠、阿仑膦酸钠为代表。第三代包括具有含氮杂环结构的唑来膦酸和含氮不含杂环结构的伊班膦酸钠。双膦酸盐类药物与骨有高度亲和力，并能优先被转运到骨形成或吸收加速的部位。双膦酸盐被骨骼的破骨细胞选择性吸收，并选择性抑制破骨细胞的活性，诱导破骨细胞凋亡，从而抑制骨吸收[14-16]。体外和动物实验显示，双膦酸盐可能通过诱导肿瘤细胞凋亡，抑制肿瘤细胞黏附、浸润和新生血管形成等的机制，产生直接与间接抗肿瘤作用[17-21]。初步临床研究显示，双膦酸盐可能延长晚期肿瘤骨转移患者的无疾病进展时间[22,23]。内分泌治疗联合唑来膦酸用于早期乳腺癌辅助治疗，可明显降低复发风险[24]。双膦酸盐与化疗联合应用，可能提高化疗疗效[25]。

双膦酸盐通过抑制破骨细胞介导的骨吸收作用，减轻骨疼痛，降低发生骨相关事件的风险。荟萃分析结果显示：双膦酸盐可以显著降低骨转移患者发生椎体骨折、非椎体骨折、复合型骨折、高钙血症等骨相关事件的风险。双膦酸盐改善骨骼健康状况及降低骨相关事件风险的疗效可靠，长期用药安全性好，而且适于与化疗、放疗、手术、内分泌治疗等常规抗癌治疗联合应用，也可与阿片类止痛药联合用药。因此，双膦酸盐虽然不能取代常规抗肿瘤治疗及止痛治疗，但可作为恶性肿瘤骨转移综合治疗的基础用药[14-16,26-33]。

一旦确诊恶性肿瘤骨转移，即建议开始双膦酸盐治疗。无骨痛等临床症状、但已确诊骨转移的患者，仍然建议常规使用双膦酸盐治疗[34]。对于仅放射性核素骨显像阳性疑似骨转移的患者，不推荐常规给予双膦酸盐治疗。关于骨转移患者接受双膦酸盐治疗的持续用药时间问题：大多数临床研究中双膦酸盐治疗时间都在 6 个月以上，研究显示了双膦酸盐持续用药的疗效肯定而且安全；此外，由于骨转移患者始终存在发生骨相关事件的风险，患者有必要持续接受预防或延缓骨相关事件风险的治疗。因此，建议情况允许时，双膦酸盐用药时间应在 6 个月以上[14-16,26-33]。双膦酸盐长期用药 2 年以上临床获益的循证医学证据，详见乳腺癌、多发性骨髓瘤、前列腺癌等各论。骨转移患者接受双膦酸盐治疗期间，如果出现骨相关事件，仍然可以继续应用双膦酸盐。Clemons 等研究显示，双膦酸盐治疗期间出现骨疼痛加重或骨相关事件时，继续接受唑来膦酸治疗，可以减少骨相关事件再次发生的风险[35]。停药指征：出现不可耐受的药物相关性不良反应，或预期继续用药不再获益[16]。

常用于骨转移治疗的双膦酸盐药物的用量与用

法如下：

• 氯屈膦酸二钠1 600 mg/d，口服；或氯膦酸盐注射液 300mg/d，静脉注射，>2 小时，连续 5 天，之后改为口服制剂；

• 帕米膦酸钠 90 mg，静脉注射>2 小时，每 3～4 周重复；

• 唑来膦酸 4 mg，静脉注射>15 分钟，每 3～4 周重复；

• 伊班膦酸钠 6mg，静脉注射，每 3～4 周重复。

双膦酸盐类药物的活性与其分子结构密切相关。体外和动物实验均显示第三代双膦酸盐活性明显高于第一代和第二代双膦酸盐。但是，双膦酸盐的临床疗效相似。唑来膦酸与帕米膦酸钠的对比研究结果显示，唑来膦酸在多种恶性肿瘤骨转移患者中降低骨相关事件的疗效优于或相当于帕米膦酸钠。目前尚缺乏不同双膦酸盐临床疗效的直接对比研究。建议根据患者的具体情况，如肾功能、胃肠功能、给药途径及患者意愿决定药物的选择及给药途径。

双膦酸盐的主要不良反应为流感样症状（如发热、疲乏、寒战、骨关节痛和肌痛）、胃肠道反应（如恶心、消化不良、腹痛和食管疾病）、无明显临床症状的低磷血症等。肾功能不良是少见的严重不良反应[33]。建议在双膦酸盐治疗前评估肾功能，对长期接受双膦酸盐治疗的患者应定期检查肾功能。下颌骨坏死是罕见的严重不良反应，相对较多发生于长期应用双膦酸盐治疗的多发性骨髓瘤患者。下颌骨坏死的发病机制不明。报告发生该不良反应的病例大多为长期接受高活性双膦酸盐治疗，近期接受过拔牙及口腔外科手术治疗的患者。建议双膦酸盐治疗前，常规口腔检查及预先处理口腔疾病；双膦酸盐治疗期间，保持口腔清洁，定期检查口腔并慎行创伤性口腔科治疗[36]。双膦酸盐导致下颌骨坏死的诊断与防治，详见各论第 4 章多发性骨髓瘤骨病双膦酸盐治疗章节。

目前双膦酸盐在恶性肿瘤骨转移的应用证据为Ⅰ类，推荐为 A 级。但是有些临床上长期、广泛使用的双膦酸盐，目前尚缺乏大型临床研究证据的支持；而且，也并非所有恶性肿瘤骨转移均存在相应双膦酸盐治疗的使用证据。因此，对于双膦酸盐在这些情况下的使用，目前尚存在争议。另外，对于已存在使用证据的各种肿瘤，双膦酸盐具体的使用方法详见第 2 章乳腺癌、第 3 章肺癌、第 4 章多发性骨髓瘤、第 5 章前列腺癌、第 6 章肾癌骨转移等各论。

4. 放射治疗　放射治疗是恶性肿瘤骨转移姑息治疗的有效方法。放射治疗用于恶性肿瘤骨转移治疗的主要作用：缓解骨疼痛、减少病理性骨折的危险、减轻照射区病灶进展。放射治疗缓解骨痛的有效率为 59%～88%。值得注意的是，放疗缓解骨痛需要一定的时间才能显效，因此对于放疗显效前（约 3 个月内）的患者及放疗不能完全控制疼痛的患者，仍然需根据患者的疼痛程度使用止痛药。放射治疗方法包括：体外照射、放射性核素治疗（表 1-3）。

（1）体外照射

针对骨转移局部病灶的体外照射是骨转移姑息性放疗的首选放疗方法[37]。体外照射的主要适应证：有骨疼痛等症状的骨转移灶，用于缓解疼痛及恢复功能；选择性用于负重部位骨转移的预防性放疗，如脊柱或股骨转移。

骨转移姑息性放射治疗的体外照射常用剂量及分割方法有三种方案：

- 300cGy/次，共10次；
- 400cGy/次，共5次；
- 800cGy/次，单次照射。

多项随机对照临床试验及荟萃分析结果显示，上述三种照射方法缓解骨疼痛的疗效及耐受性无显著差异[38-43]。Chow系统分析了16项5000例骨转移患者放疗随机对照临床试验结果，发现单次照射与分次照射的总有效率和疼痛完全缓解率均无显著性差异。但是，单次照射治疗后，需要再次放疗的可能性显著高于分次照射的患者[37]。对于骨转移溶骨性病灶的放射治疗，分次照射方法显示了更好的再矿化作用。预期生存时间较长的骨转移患者，适于选择疗程较长的分次照射方法。800cGy单次照射方法，主要适用于有骨疼痛症状，期望在短时间内获得止痛效果，但预期生存时间短，而且无病理性骨折或脊髓压迫等并发症的骨转移患者。对于放疗剂量、分割方式、治疗时间等放疗方案的选择，建议根据患者的实际病情综合考虑，个体化选择最佳放射治疗方案[38-41]。采用适形放疗及调强放疗等新技术治疗骨转移，有利于避免放射损伤脊髓等重要器官组织，但该技术用于骨转移治疗的临床试验及费效比研究的数据尚不足[44-46]。

（2）放射性核素治疗

用于恶性肿瘤骨转移放射性核素全身体内照射的放射性核素有^{89}锶（^{89}Sr）、^{131}碘（^{131}I）、^{153}钐（^{153}Sa）、^{32}磷（^{32}P）、^{166}钬-DOTMP（^{166}Ho-DOTMP）、^{186}铼-HEDP（^{186}Re-HEDP）、^{185}铑（^{185}Rh）[47-52]。在这些放射性核素中，^{89}锶是目前临床上用于骨转移内照射治疗最常用的放射性核素[47,49]。全身放射性核素治疗骨转移的止痛作用、显效时间及止痛作用持续时间等疗效指标与体外照射相似。Matastron研究组对骨转移患者接受不同方式放射治疗的疗效进行比较，结果显示，不同方式放疗组之间的生存率、总体疗效、疼痛缓解率等均无显著性差异，但放射性核素^{89}Sr治疗组患者较少出现新的骨转移疼痛病变。全身性放射性核素治疗的骨髓抑制发生率相对较高，而且恢复较慢（约12周）。曾接受过大剂量化疗的患者容易发生严重的骨髓抑制。此外，约10%的患者在接受放射性核素治疗骨转移的初期出现短暂疼痛加重的现象。放射性核素治疗禁忌用于硬脑脊膜外的病变、骨髓抑制的骨转移患者；慎用于脊柱明显破坏或有明显的病理性骨折风险的患者。因此，放射性核素治疗可作为选择性用于伴有严重骨疼痛、预期耐受性好的全身广泛性骨转移患者的备选放疗方案。

5. 外科治疗　在病理骨折前进行外科治疗，能极大地提高生存质量，使患者免受骨折之苦[53]。预防性内固定的治疗比骨折的治疗要简单、安全得多。

（1）骨转移癌外科治疗原则[53-57]

1）预计患者可存活三个月以上。

2）全身状况好，能够耐受手术创伤及麻醉。

3）预计外科治疗后较术前有更好的生活质量，能够立即活动，有助于进一步治疗和护理。

4）预计原发肿瘤治疗后有较长的无瘤期。

5）经全身治疗后，溶骨病灶趋于局限，骨密度增高。

6）孤立的骨转移病灶。

7）病理性骨折风险高者。

（2）何时考虑外科治疗

1）有癌症病史，影像学及组织学检查为单发骨转移患者。

2）负重骨出现X线片可见的骨破坏。

3）保守治疗后，骨破坏仍继续加重的患者。

4）保守治疗后，疼痛仍继续加重的患者。

5）保守治疗后，运动系统功能仍不能恢复的患者。

6）已经出现病理骨折的患者。

7）有神经压迫症状的患者。

8）脊柱溶骨性破坏，截瘫危险性大的患者。

9）放、化疗治疗不敏感的骨转移灶，如肾癌骨转移等。

（3）手术适应证

1）负重长管状骨内固定的适应证[55]

• 即将发生骨折；
• 已发生骨折；
• 病变直径 > 2.5 cm；
• 病变 > 50%皮质；
• 完全溶骨；
• 负重下疼痛；
• 放疗后疼痛。

2）脊柱转移癌[55]

• 神经功能受损；
• 脊柱不稳定；
• 即将发生骨折；
• 疼痛。

3）骨盆转移癌

• 髋臼即将或已发生病理骨折；
• 顽固性疼痛；
• 对侧即将发生骨折而需外科治疗。

(4) 禁忌证

对于下列因素应考虑非手术治疗[53-57]

1）高度恶性侵袭性原发肿瘤。

2）预计原发肿瘤治疗后无瘤生存期很短。

3）经全身治疗后，骨转移灶的溶骨破坏未见好转。

4）全身多发骨破坏。

5）涉及多器官转移。

6）全身一般条件差，有手术禁忌证。

(5) 治疗方案

基本思想：无需期待骨愈合，固定要即刻坚定。

1）长管状骨转移癌外科治疗关键点

• 内植物坚强、稳定。

• 包括所有骨强度降低区。

• 尽可能切除肿瘤。

• 内植物寿命长于患者寿命。

2）内植物的选择

• 内固定：转移病变远离关节面。

• 人工关节：转移病变邻近关节。

3）脊柱转移癌外科治疗关键点

• 病变多发生于椎体，应采用前入路。

• 对病变部位尽量切除肿瘤，彻底解除对脊髓的压迫。

• 避免单纯后路椎板减压术，因其会加重脊柱的不稳定性。

• 前路重建纠正后突畸形，后路重建维护脊柱稳定性。

• 椎体成形术并不完全适于椎体转移癌的治疗，因其风险大，效果不确定。

4）骨盆转移癌外科治疗关键点

• 未累及髋臼的髂骨病变，应用内固定及骨水泥加强应力传导区。

• 累及髋臼的髂骨病变，应行全髋关节置换，并应用内固定及骨水泥加强应力传导区。

• 非应力传导区病变（耻骨、坐骨），可行单纯切除。

外科治疗必须与其他治疗相结合，外科治疗本身仍需要进一步建立骨转移癌外科治疗综合评估系统，选择恰当的患者进行恰当的治疗。

6. 其他 Denosumab又称为AMG-162，是一种针对细胞核因子κB受体活化因子配基（RANKL）的人源化单克隆抗体。该单抗是基于对骨代谢病变OPG-RANK-L-RANK系统深刻认识的基础上研发的新型骨吸收抑制剂。最新研究显示，Denosumab能有效抑制胰腺癌、前列腺癌等恶性肿瘤骨转移所致的骨吸收[58-60]。

二、恶性肿瘤骨转移相关的高钙血症的诊断和治疗

高钙血症（hypercalcemia，HCM）是一种可能危及患者生命的严重并发症。高钙血症是指肿瘤导致血清钙水平＞2.75mmol/L（11mg/dl），并引起一系列临床症候群。恶性肿瘤患者的高钙血症大多与骨转移有关。发生高钙血症的常见恶性肿瘤是伴有明显骨病变的多发性骨髓瘤，其次是发生广泛性骨转移的乳腺癌、小细胞肺癌及肾癌。恶性肿瘤骨转移及骨病变患者发生高钙血症的主要原因是肿瘤侵犯骨骼，破骨细胞活性增加，导致骨吸收、骨溶解，大量骨骼钙释放入血。

高钙血症亦可见于无骨转移的恶性肿瘤患者，其发病原因包括：肿瘤分泌异位甲状旁腺素、异位前列腺素、异位破骨细胞激活因子，肾小管重吸收钙增加，胃肠道重吸收钙增加，1,25-羟化维生素D

摄入增加。

（一）诊断

1. 临床表现　高钙血症的主要临床表现是神经系统、肾、胃肠功能失调，其中以神经系统功能紊乱的症状最为明显。

神经系统功能紊乱：嗜睡、意识模糊、反射减低、肌无力、震颤、冷漠或焦虑不安，严重时可能出现反应迟钝和昏迷。

肾功能紊乱：烦渴、多尿、肾功能不全。

胃肠道功能紊乱：厌食、恶心、呕吐、腹痛、便秘，严重时可发生肠梗阻。

高钙血症严重时可导致严重脱水、氮质血症、精神呆滞、昏迷、心律失常或心脏停搏，进而发生猝死。

2. 实验室检查　血清总钙值的正常范围（经人血白蛋白浓度校正）为 2.0～2.7mmol/L（8.0～10.8 mg/dl)。经人血白蛋白浓度校正计算后，当血清总钙值超过 2.75mmol/L（11mg/dl)，则判断为高钙血症。

血清校正钙值计算公式如下：

白蛋白校正的血清钙（mg/dl）＝患者血钙（mg/dl）＋0.8×［中位人血白蛋白（g/L）－患者人血白蛋白（g/L)］。

高钙血症患者的生化检查还常出现碱性磷酸酶水平增高，血清尿素氮和肌酐水平增高，低血钾，低氯性碱中毒，血清磷的浓度多变（但明显升高较少见）。

3. 高钙血症的诊断及严重程度分级[61,62]

轻度高钙血症：校正后血清钙值2.75～3mmol/L（11～12mg/dl）。患者临床症状轻微，常表现为食欲减退、恶心、体重下降、虚弱、便秘和精神状态改变。

中度高钙血症：校正后血清钙值3～3.5mmol/L（12～14mg/dl）。当校正后血清钙浓度超过3.2mmol/L（12.8mg/dl）时，患者可能出现肾功能不全和器官组织中钙沉积。

重度高钙血症：校正后血清钙值3.5～3.75mmol/L（14～15mg/dl）。患者常表现为严重的恶心和呕吐、脱水、肾功能不全以及意识模糊或丧失。

高钙血症危象：校正后血清钙值>3.75 mmol/L（>15mg/dl）。一旦发生高钙血症危象，患者随时可能发生危及生命的昏迷和心脏骤停。

（二）治疗

通常对于轻度高钙血症，一般不采取控制血钙的措施，对有症状、体征的中、重度高钙血症患者需立即治疗。双膦酸盐是目前治疗高钙血症的有效方法，推荐及时应用双膦酸盐治疗高钙血症。降钙素缓解高钙血症起效较快，但疗效不及双膦酸盐。扩容、促尿钙排泄等其他方法也是缓解高钙血症的简易方法，建议根据病情选择综合治疗[62]。

高钙血症可危及生命，因此需要及时治疗。高钙血症的主要治疗方法如下：

1. 补液　补充足量的水分，可以恢复血容量，增加肾小球滤过率，抑制肾小管对钙的重吸收。补充水分，争取每日尿量达 3～4 升，同时注意维持水、电解质平衡。

2. 利尿　在补充水分的同时，应注意合理使用利尿剂。当补液使患者的血容量恢复正常时，给予呋塞米等利尿剂有助于利尿，并可阻断肾小管对钙的重吸收。例如：呋塞米 40～80mg 静脉注射，必要时重复用药。避免使用可增加钙重吸收的噻嗪类利尿剂。

3. 限制钙摄入　避免摄入含钙量高的食品，避免补充维生素 D。

4. 抑制破骨细胞活性　双膦酸盐类药物是抑制破骨细胞活性及降低血钙的有效药物，恶性肿瘤骨转移相关的高钙血症，更适于首选抑制破骨细胞活性的双膦酸盐类药物控制高钙血症。中度或中度以上高钙血症即应开始用双膦酸盐治疗。对于血清校正钙值≥3.0mmol/L（12mg/dl）的高钙血症患者，唑来膦酸推荐剂量为 4mg，静脉输注时间不少于 15 分钟。给药前，应该检测患者的血清肌酐水平，并评估患者水化状态，保持每天尿量达 2 升。用药剂量及间隔时间，应根据患者的血钙水平及肾功能等状况，个体化用药。唑来膦酸的再次用药，必须与前一次用药时间至少相隔 7～10 天。

降钙素也可用于治疗高钙血症。用法：100～400U，静脉或皮下注射，每日四次。

5. 血液或腹膜透析　当患者合并肾功能不全时，行血液或腹膜透析治疗可解救患者的高钙血症危象。

6. 抗癌治疗　当抗癌治疗可能控制肿瘤及其病情恶化时，应争取机会进行抗癌治疗，以利于更好地控制高钙血症。

三、恶性肿瘤治疗相关的骨质丢失/骨质疏松的诊断和治疗

骨质疏松症（osteoporosis，OP）是一种骨量低下、骨微结构破坏，导致骨脆性增加，易发生以骨折为特征的全身性骨病（世界卫生组织，WHO）[62]。某些抗肿瘤治疗通过对破骨细胞活性的直接或间接影响，导致骨质丢失/骨质疏松的风险明显增加[63]。恶性肿瘤治疗相关的骨质丢失和骨质疏松症的骨痛和骨折并发症将直接影响癌症生存者的生存质量。恶性肿瘤治疗相关的骨质丢失/骨质疏松的诊断和治疗策略见图1－3。

（一）诊断

1. 筛检　建议对高危发生骨质丢失和骨质疏松的癌症生存者每年检测骨密度。高危发生骨质丢失和骨质疏松的癌症生存者包括：65岁以上的女性癌症生存者；发生脆性骨折或多处骨折的癌症生存者；接受增加骨质丢失/骨质疏松风险的抗肿瘤治疗。

可能导致发生骨质丢失/骨质疏松风险增加的抗

肿瘤治疗及危险因素包括：乳腺癌患者接受芳香化酶抑制剂、去势治疗等内分泌治疗；前列腺癌患者接受雄激素剥夺治疗；睾丸癌患者因治疗导致的雄激素水平低下；骨髓移植术后；接受影响骨代谢的药物化疗，如氨甲蝶呤、环磷酰胺、异环磷酰胺、阿霉素等；接受其他影响骨代谢的药物治疗，如α-干扰素、糖皮质激素、甲状腺素（甲状腺癌术后替代治疗）等[64-66]。

2. 诊断　临床上用于诊断骨质疏松症的指标：脆性骨折及（或）骨密度低下[66]。目前尚缺乏临床直接测定骨强度的检查方法。

（1）脆性骨折

脆性骨折是骨强度下降的严重后果，故有过脆性骨折史即可诊断为骨质疏松症。

（2）骨密度测定

骨密度能反映约70％的骨强度，骨折发生的危险与骨密度低下有关。检测骨密度是目前诊断骨质疏松、预测骨质疏松性骨折风险的定量检测指标。双能X线吸收法（DXA）是目前国际公认的骨密度检查方法，其测定值作为骨质疏松症的诊断金标准。骨密度检查的其他方法，如各种单光子（SPA）、单能X线（SXA）、定量计算机断层照相术（QCT）等，可根据具体条件用于骨质疏松症的诊断参考。

WHO推荐基于双能X线吸收法测定骨密度的诊断标准：骨密度值低于同性别、同种族健康成人的骨峰值，＜1个标准差属正常；降低1～2.5个标准差为骨量低下（骨量减少）；降低程度≥2.5个标准差为骨质疏松；骨密度降低程度符合骨质疏松诊断标准同时伴有一处或多处骨折时为严重骨质疏松。用T-Score（T值）表示骨密度的标准：T值≥-1.0为正常，T值-1.0至-2.5为骨量减少，T值≤-2.5为骨质疏松。双能X线吸收法测定骨密度，需要严格按照质量控制要求（参考国际临床骨密度学会ISCD的共识意见）。临床上常用的推荐测量部位是腰椎1～4和股骨颈，诊断时要结合临床情况进行分析[67-69]。

X线平片：观察骨组织的形态结构，并对骨质疏松所致的各种骨折进行定性和定位诊断。但诊断骨质疏松症的敏感性和准确性均较低，故对骨质疏松的早期诊断帮助不大。

骨代谢和骨转换生化指标：目前尚缺乏可以作为骨质疏松诊断标准的生化指标。该类指标有助于骨转换分型、骨丢失速率、骨折风险、病情进展的评估及干预措施的选择[67-70]。

（二）预防与治疗

骨质丢失及骨质疏松症的预防与治疗目标是防止骨量进一步减少，避免发生骨折。骨质疏松症的防治措施：调整生活方式，骨健康基本补充剂，双膦酸盐类药物治疗[71]。

1. 调整生活方式[69]

（1）摄入富含钙、低盐和适量蛋白质的均衡膳食。

（2）适当的户外活动，有助于骨健康的体育和康复锻炼。

（3）避免嗜烟、酗酒，慎用影响骨代谢的药物等。

（4）采取防止跌倒的各种措施。

2. 骨健康基本补充剂[69]

（1）钙剂：我国营养学会制定成人每日钙摄入推荐量 800 mg（元素钙量）是获得理想骨峰值、维护骨骼健康的适宜剂量。如果饮食中钙供给不足，可补充钙剂。绝经后妇女和老年人等高危骨质丢失的癌症生存者，每日钙摄入推荐量为 1000 mg。

（2）维生素 D：有利于钙在胃肠道的吸收。成年人推荐剂量为 200 IU（5μg）/d。缺乏日照以及摄入和吸收障碍者，推荐补充维生素 D 的剂量为 400～800 IU（10～20μg）/d。

3. 双膦酸盐类药物治疗　双膦酸盐药物可明显提高腰椎和髋部骨密度，显著降低椎体及髋部等部位骨折发生的危险。常用药物有：阿仑膦酸钠、羟乙膦酸钠、氯屈膦酸二钠、帕米膦酸钠、利塞膦酸钠和唑来膦酸。在肿瘤治疗过程中，如果明确诊断为继发性骨质疏松，推荐常规应用双膦酸盐类药物治疗。对于 T 值评分在－1 至－2.5 的患者，如果有≥2 个骨质疏松症风险因素，应考虑双膦酸盐治疗[65,72]。具体药物选择及使用参照骨质疏松症诊疗指南。

4. 其他药物治疗　降钙素类、选择性雌激素受体调节剂、甲状旁腺激素等药物，尚缺乏用于与肿瘤治疗相关的骨质丢失及骨质疏松的治疗的临床证据。

建议：根据癌症生存者的骨量水平，制定骨质丢失及骨质疏松症的个体化临床防治策略。对于已有骨量减少（骨密度测定T值在－1至－2.5之间）的癌症生存者，预防其发展为骨质疏松症，避免发生第一次骨折。干预手段是调整生活方式和补充钙剂和维生素D。对于有≥2个危险因素的患者，考虑用双膦酸盐治疗。骨密度测定T值≤－2.5，或已发生过骨折的骨质疏松症癌症生存者，其预防和治疗的最终目的是避免初次骨折和再次骨折。其主要治疗方法是调整生活方式，补充钙剂和维生素D，并考虑给予双膦酸盐类药物治疗。

参考文献

1. El-Khoury GY, Dalinka MK, Alazraki N, et al. Metastatic bone disease. America College of Radiology. ACR Appropriateness Criteria. Radiology, 2000, 215 (suppl): 283-293.
2. 乳腺癌临床实践指南（中国版）. 乳腺癌，2009年. http://www.nccn-china.org.
3. NCCN Clinical Practice Guidelines in Oncology. Prostate Cancer. V.1.2009. http://www.nccn.org/.
4. Johnson JR, Williams G, Pazdur R. End points and United States food and drug administration approval of oncology drugs. J Clin Oncol, 2003, 21 (7): 1404-1411.
5. Rybak LD, Rosenthal DI. Radiological imaging for the diagnosis of bone metastases. Q J Nucl Med, 2001, 45 (3): 53-64.
6. Diel U, Kaufmann M, Bastert G. Metastatic bone disease fundamental and clinical aspect. Berlin: Springer-Verlag,

1994：93－108.

7. Helms CA，Cann CE，Brunelle FO，et al. Detection of bone marrow metastases using quantitative computed tomograph. Radiology，1981，40（3）：745－750.

8. Steinborn MM，Heuck AF，Tiling R，et al. Whole-body bone marrow MRI in patients with metastic disease to the skeletal system. J Comput Assist Tomogr，1999，23（1）：123－129.

9. Peterson JJ，Kransdorf MJ，O'Connor MI. Diagnosis of occult bone metastases：positron emission tomography. Clin Orthop，2003，415（10）：120－128.

10. Cook GJ，Houston S，Rubens R，et al. Detection of bone metastases in breast cancer by 182FDG PET：Differing metabolic activity in osterblastic and osteolytic lesions. J Clin Oncol，1998，16（10）：3375－3379.

11. Bury T，Barreto A，Daenen F，et al. Fluorine-18 deoxyglucosepositron emission tomography for the detection of bone metastases in patients with non small cell lung cancer. Eur J Nucl Med，1998，25（9）：1244－1247.

12. Berthold Four，Colin R Dunstan，Markus J Seibel，et al. Markers of bone remodeling in metastatic bone disease. J Clin Endocrinol Metab，2003，88（11）：5059－5075.

13. WHO. Medical need for opioid analgesics. Achieving balance in national opioids control policy：Guidelines for Assessment. Geneva：WHO Publication，2000：3－4.

14. Bruce E Hillner，James N Ingle，Rowan T，et al. American society of clinical oncology 2003 update on the role of bisphosphonates and bone health issues in women with breast cancer. J Clin Oncol，2003，21（21）：4042－4057.

15. Ross JR, Saunders Y, Edmonds PM, et al. Systematic review of role of bisphosphonates on skeletal morbidity in metastatic cancer. BMJ, 2003, 327 (7413): 469.
16. Powles T, Paterson S, Kanis JA, et al. Randomized, placebo controlled trial of clodronate in patients with primary operable breast cancer. J Clin Oncol, 2002, 20 (15): 3219 - 3224.
17. Daubine F, Gall CL, Gasser J, et al. Antitumor effects of clinical dosing regimens of bisphosphonates in experimental breast cancer bone metastasis. J Natl Cancer Inst, 2007, 99: 322 - 330.
18. Saad F, Gleason DM., Murray R, et al. Long-term efficacy of zoledronic acid for the prevention of skeletal complications in patients with metastatic hormone-refractory prostate cancer. J Natl Cancer Inst, 2004, 96: 879 -882.
19. Hirsh V, Tchekmedyian NS, Rosen LS, et al. Clinical benefit of zoledronic acid in patients with lung cancer and other solid tumors: analysis based on history of skeletal complications. Clinical Lung Cancer, 2004, 6 (3): 170 -174.
20. Clemons MJ, Dranitsaris G, Ooi WS, et al. Phase II trial evaluating the palliative benefit of second-line zoledronic acid in breast cancer patients with either a skeletal-related event or progressive bone metastases despite first-line bisphosphonate therapy. J Clin Oncol, 2006, 24: 4895 - 4900.
21. Clemons M, Dranitsaris G, Ooi W, et al. A phase II trial evaluating the palliative benefit of second-line oral ibandronate in breast cancer patients with either a skeletal related

event (SRE) or progressive bone metastases (BM) despite standard bisphosphonate (BP) therapy. Breast Cancer Res Treat，2008，108：79－85.

22. Lipton A，Zheng M，Seaman J. Zoledronic acid delays the onset of skeletal-related events and progression of skeletal disease in patients with advanced renal cell carcinoma. Cancer，2003，98：962－969.

23. Zarogoulidis K，Boutsikou E，Zarogoulidis P，et al. The impact of zoledronic acid therapy in survival of lung cancer patients with bone metastasis. Int J Cancer，2009，DOI 10. 1002/ijc. 24470 Published online 6 April 2009 in Wiley InterScience (www. interscience. wiley. com).

24. Gnant M，Mlineritsch B，Schippinger W，et al. Endocrine therapy plus zoledronic acid in premenopausal breast cancer. N Engl J Med，2009，360 (7)：679－691.

25. Aft R，Naughton M，Trinkaus K，et al. Effect of zoledronic acid on disseminated tumour cells in women with locally advanced breast cancer：an open label，randomised，phase 2 trial. Lancet Oncology，2010，11 (5)：421－428.

26. Diel IJ，Solomayer EF，Costa SD，et al. Reduction in new metastases in breast cancer with adjuvant clodronate treatment. N Engl J Med，1998，339 (6)：357－363.

27. Lacy MQ，Dispenzieri A，Gertz MA，et al. Mayo clinic consensus statement for the use of bisphosphonates in multiple myeloma. Mayo Clin Proc，2006，81 (8)：1047－1053.

28. 周均田，胡炳强，刘亚利，等. 唑来膦酸治疗恶性肿瘤骨转移疼痛的临床研究. 中国肿瘤临床与康复，2005，12 (6)：523－526.

29. 李秋芬，肖绍新. 博宁加化疗及放疗治疗乳腺癌骨转移疗效观察. 实用诊断与治疗杂志，2004，18(2)：152-153.
30. 彭德清，王志刚，宁昌，等. 伊班膦酸钠治疗恶性肿瘤骨痛临床观察. 临床肿瘤学杂志，2005，10(4)：423-424.
31. 毕明宏，秦凤展，郑荣生，等. 唑来膦酸注射液与帕米膦酸二钠注射液对照治疗恶性肿瘤溶骨性骨转移 20 例. 中国新药杂志，2005，14 (10)：1209-1211.
32. 任军，黎治平，张燕军，等. 国产唑来膦酸（博来宁）与帕米膦酸二钠（博宁）治疗癌性骨痛随机双盲双模拟多中心Ⅱ期临床研究. 中国肿瘤临床，2006，33 (20)：1169-1172.
33. Guarneri V, Donati S, Nicolini M, et al. Renal safety and efficacy of i. v. bisphosphonates in patients with skeletal metastases treated for up to 10 years. Oncologist, 2005, 10 (10): 842-848.
34. Aapro M, Abrahamsson PA, Body JJ, et al. Guidance on the use of bisphosphonates in solid tumours: recommendations of an international expert panel. Annals of Oncology, 2008, 19: 420-432.
35. Clemons MJ, Dranitsaris G, Ooi WS, et al. Phase II trial evaluating the palliative benefit of second-line zoledronic acid in breast cancer patients with either a skeletal-related event or progressive bone metastases despite first-line bisphosphonate therapy. J Clin Oncol, 2006, 24 (30): 4895-4900.
36. Bamias A, Kastritis E, Bamia C, et al. Osteonecrosis of the jaw in cancer after treatment with bisphosphonates: incidence and risk factors. J Clin Oncol, 2005, 23 (34): 8580-8587.

37. Chow E, Harris K, Fan G, et al, Palliative radiotherapy trials for bone metastases: a systematic review. J Clin Oncol, 2007, 25 (11): 1423-1436.
38. Ben-Josef E, Shamsa F, Youssef E, et al. External beam radiotherapy for painful osseous metastases: pooled data response analysis. Int J Radiat Oncol Biol Phys, 1999, 45 (3): 715-719.
39. Wu JS, Wong R, Johnston M, et al. Radiotherapy fractionation for the palliation of uncomplicated painful bone metastases practice guideline report 13-2, report Date: March 14, 2003. Cancer Care Ontario & the Ontario Ministry of Health and Long-term Care. www. cancercare. on. ca.
40. Jeremic B, Shibamoto Y, Igrutinvic I. Single 4 Gy re-irradiation for painful bone metastases following single fraction radiotherapy. Radiother Oncol, 1999, 52 (2): 123-127.
41. van der Linden Y, Lok J, Steenland E, et al. Re-irradiation for painful bone metastases: A further analysis of Dutch Bone Metastasis Study. Int J Radiat Oncol Biol Phys, 2003, 57 (2): S222.
42. Arnalot PF, Fontanals A, Galcerán J, Foro Arnalot P, et al. Randomized clinical trial with two palliative radiotherapy regimens in painful bone metastases: 30 Gy in 10 fractions compared with 8 Gy in single fraction. Radiother. Oncol., 2008, 89: 150-155.
43. Amouzegar-Hashemi F, Behrouzi H, Kazemian A, Zarpak B & Haddad P. Single versus multiple fractions of palliative radiotherapy for bone metastases: a randomized clinical trial in Iranian patients. Curr. Oncol., 2008, 15: 36-39.
44. Milker-Zabel S, et al. Clinical results of retreatment of ver-

tebral bone metastases by stereotactic conformal radiotherapy and intensity-modulated radiotherapy. Int. J. Radiat. Oncol. Biol. Phys., 2003, 55, 162 - 167.
45. Yamada Y, Bilsky M, Lovelock D, et al. High-dose, single-fraction image-guided intensity-modulated radiotherapy for metastatic spinal lesions international journal of radiation. Oncology Biology Physics, 2008, 71 (2): 484 -490.
46. Lo SS, Sahgal A, Hartsell WF, et al. The treatment of bone metastasis with highly conformal radiation therapy: a brave new world or a costly mistake. Clinical Oncology, 2009, 21 (9): 662 - 664.
47. Windsor PM. Predictors of response to strontium-89 (Metastron) in skeletal metastases from prostate cancer: report of a single centre's 10 - year experience. Clin Oncol (R Coll Radiol), 2001, 13 (3): 219 - 227.
48. Olea E, Riccabona G, Tian J, et al. Efficacy and toxicity of 153Sm EDTMP in the palliative treatment of painful skeleton metastases: results of an IAEA international multicenter study [abstract]. J Nucl Med, 2001, 51: 146.
49. Sartor O, Quick D, Reid R, et al. A double blind placebo controlled study of 153Samarium-EDTMP for palliation of bone pain in patients with hormone-refractory prostate cancer [abstract]. J Urol, 1997, 157: 321.
50. Chen S, Xu K, Liu W, et al. Treatment of metastatic bone pain with rhenium-188 hydroxyethylidene diphosphonate. Med Principles Pract, 2001, 10: 98 - 101.
51. Giannakenas C, Kalofonos HP, Apostolopoulos DJ, et al. Preliminary results of the use of Re-186 - HEDP for palliation of pain in patients with metastatic bone disease. Am J

Clin Oncol，2000，23（1）：83－88.
52. Silberstein EB，Buscombe JR. McEwan A，et al. Society of nuclear medicine procedure guideline for palliative treatment of painful bone metastases. Society Of Nuclear Medicine Procedure Guidelines Manual，2003，3：147－153.
53. Galasko CS. Skeletal metastases. Clin Orthop Relat Res. 1986，210：18－33.
54. Wedin R，Bauer HC，Wersall P. Failures after operation for skeletal metastatic lesions of long bones. Clin Orthop Relat Res，1999，358：128－139.
55. Christopher JB，Thomas HT. Management of metastatic lesions of the humerus. The Orthopedic Clinics of North America，2000，31（4）：597.
56. Harrington KD. Orthopedic surgical management of skletal complications of malignancy. Cancer，1997，80（Supply 8）：1614－1623.
57. Enneking WF. Musculoskeletal tumor surgery. New York：Churchill Livingstone，1983.
58. Yaccoby S. Antibody-based inhibition of DKK1 suppresses tumor-induced bone resorption and multiple myeloma growth in vivo. Blood，2007，109：2106－2111.
59. Koch L. Therapy：bisphosphonate-independent reduction of bone resorption in patients with bone metastases. Nature Reviews Endocrinology，2010，6（1）：4. doi：10. 1038/nrendo. 2009. 232.
60. Body JJ，Lipton A，Gralow J，et al. Effects of denosumab in patients with bone metastases，with and without previous bisphosphonate exposure. J. Bone Miner. Res.，2010，25（3）：440－446.

61. 王涛，宋三泰，江泽飞，等．伊班膦酸治疗恶性肿瘤性高钙血症的临床研究．中华肿瘤杂志，2004，26（12）：739－741.
62. Body JJ. Current and future directions in medical therapy：hypercalcemia. Cancer，2000，88（12 Suppl）：3054－3058.
63. Pfeilschifter J，Diel IJ. Osteoporosis due to cancer treatment：pathogenesis and management. J Clin Oncol，2000，18（7）：1570－1593.
64. U. S. Department of Health and Human Services. Bone Health and Osteoporosis：A Report of the Surgeon General. Rockville，MD：U. S. Department of Health and Human Services，Office of the Surgeon General，2004. Available at http：//www. surgeongeneral. gov/library/bonehealth/html. Accessed August 9，2006.
65. Hillner BE，Ingle JN，Chlebowski RT，et al. American society of clinical oncology 2003 update on the role of bisphosphonates and bone health issues in women with breast cancer. J Clin Oncol，2003，21（21）：4042－4057.
66. National Comprehensive Cancer Network. Clinical Practice Guidelines in Oncology. Prostate Cancer v. 2. 2005. Available at http：//www. nccn. org/professionals/physician_gls/PDF/ prostate. pdf. Accessed August 9，2006.
67. WHO. Guideline for preclinical evaluation and clinical trials in osteoporosis. Geneva：WHO publication，1998.
68. 程晓光．国际临床骨密度学会共识文件（2005 年版）．中国骨质疏松杂志，2006，12（2）：205－209.
69. 中华医学会骨质疏松和骨矿盐疾病分会．骨质疏松及骨矿盐疾病诊疗指南．国际内分泌代谢杂志，2006，26（4）：附录 4－3.

70. Koizumi M，Ogata E. Bone metabolic markers as gauges of metastasis to bone：a review. Ann Nucl Med，2002，16（3）：61－168.
71. Theresa A. Guise，Bone Loss and Fracture Risk Associated with Cancer Therapy. Oncologist，2006，11（10）：1121－1131.
72. Hadji P，Body JJ，Aapro MS，et al. Practical guidance for the management of aromatase inhibitor-associated bone loss. Ann Oncol，2008，19（8）：1407－1416.

第 2 章

乳腺癌骨转移和骨相关疾病临床诊疗专家共识

执笔：江泽飞　于世英
指导：孙　燕

一、概述

乳腺癌骨转移在复发转移乳癌的病程中发生率为65%～75%。乳腺癌远处转移中，首发症状为骨转移者占27%～50%。骨痛、骨损伤、骨相关事件（skeletal related event，SREs）及生活质量降低是乳腺癌骨转移的常见并发症。所谓的“骨相关事件”的定义，就是在临床试验中表明药物临床研究的观察终点，包括：骨痛加剧或出现新的骨痛，病理性骨折（椎体骨折、非椎体骨折），椎体压缩、变形，脊髓压迫，骨放疗（因骨痛或防治病理性骨折或脊髓压迫），骨转移病灶进展（出现新发、多发骨转移，原有骨转移灶扩大）及出现高钙血症，这些是影响患者自主活动能力和生活质量的主要因素[1-3]。

二、骨转移的诊断方法

骨放射性核素扫描（ECT）是骨转移初筛诊断方法，具有灵敏度高、早期发现、全身成像不易漏诊的优点。但也存在特异性较低，不易区分成骨性还是溶骨性病变，也不能显示骨破坏程度的缺点。骨ECT检查推荐用于乳腺癌出现骨疼痛、骨折、碱性磷酸酶升高或高钙血症等可疑骨转移的常规初筛诊断检查，也可以用于局部晚期乳腺癌（T3N1M0以上）和复发转移乳腺癌患者的常规检查。

骨X线、CT扫描、磁共振扫描（MRI）是骨转移的主要影像学诊断手段。对于骨 ECT 扫描异常的患者，应该针对可疑骨转移灶部位进行 X 线、CT 或 MRI 检查，以确定是否有骨破坏并了解骨稳定性。X 线平片是骨转移诊断的最基本和最主要的方法，特异性高，但敏感度低，仅 44％～50％。CT 扫描诊断骨转移敏感度和特异度均高。MRI 扫描诊断骨转移敏感度高，特异度低于 CT，椎体 MRI 检查对了解脊柱稳定性很重要，但由于骨转移影像学确诊的要点指标是骨破坏，而 MRI 在此方面存在不足，因此专家组对 MRI 用于确诊骨转移尚存在争议。

PET－CT 扫描（正电子发射计算机断层显像）可以在临床早期发现骨转移，敏感性和特异性都很高(可达到 96％～100％)，已有临床研究提示 FDG－PET 具有与骨扫描相似的敏感性和更高的特异性，对乳腺癌骨转移治疗后病情的跟踪优于骨扫描，但是专家组认为目前 PET－CT 在骨转移诊断的价值有待进一步研究，临床并不作为常规推荐[4]。

骨活检：针对临床可疑骨转移灶，尤其是那些不含软组织转移或内脏转移的单发骨病灶，应进行穿刺活检以明确诊断。

骨代谢生化指标目前尚不能作为骨转移诊断的方法。

乳腺癌骨转移的临床诊断，ECT 可以作为初筛检查，X 线、CT、MRI 可以明确有无骨质破坏并了解脊柱稳定性，PET－CT 的价值有待进一步研究。临床上各种诊断方法应该合理应用，必要时应通过骨活检取得病理诊断。

三、乳腺癌骨转移的临床表现

乳腺癌骨转移以多发溶骨性病变多见。有些患者在溶骨病变治疗后的修复可以在影像学上表现为过度钙化而被诊断为成骨性改变，对这部分患者应追溯其首诊骨转移时的 X 线片是否是溶骨性改变。

乳腺癌骨转移的特点是：伴有疼痛的骨转移严重影响患者的生活质量，但骨转移本身一般不直接威胁患者生命；有效的治疗手段多，不合并内脏转移的患者生存期相对较长[5]。

四、骨转移的治疗

（一）治疗目标

乳腺癌骨转移综合治疗的主要目标：①预防和治疗骨相关事件（SREs）；②缓解疼痛；③恢复功能，改善生活质量；④控制肿瘤进展，延长生存期。

（二）治疗方案

乳腺癌骨转移已经是一种全身性疾病，可以选择的治疗手段包括：①化疗、内分泌治疗、分子靶向治疗等；②双膦酸盐治疗；③手术治疗；④放射治疗；⑤镇痛和其他支持治疗。医生应根据患者的具体病情制订个体化的综合治疗方案。

（三）治疗原则

全身治疗为主，其中化疗、内分泌治疗、分子靶向治疗作为复发转移乳腺癌的基本药物治疗，治疗原则可参照 2009 年中国版乳腺癌临床实践指南（cNCCN）[6]。双膦酸盐类可以预防和治疗 SREs。合理的局部治疗可以更好地控制骨转移症状，其中手术是治疗单发骨转移病灶的积极手段，而放射治疗是有效的局部治疗手段。

选择复发转移乳腺癌的治疗方法要考虑患者肿瘤组织的激素受体状况（ER/PR）、Her-2 结果、年龄、月经状态以及疾病进展是否缓慢。原则上疾病进展缓慢的激素反应性乳腺癌患者可以首选内分泌治疗，疾病进展迅速的复发转移患者应首选化疗，而 Her-2 过表达的患者可以考虑化疗联合曲妥珠单抗治疗。

进展缓慢的复发转移乳腺癌的特点：① 原发和（或）复发转移灶肿瘤组织 ER 阳性和（或）PR 阳性；② 术后无病生存期较长（如术后 2 年以后才出现复发转移）；③ 仅有软组织和骨转移或无明显症状的内脏转移（如非弥散性肺转移和肝转移，肿瘤负荷不大，不危及生命的其他内脏转移）。

对于激素反应性乳腺癌，应基于患者可能从内分泌治疗中获益的角度来界定哪些患者适合内分泌治疗。认为满足下列条件中一条或数条的患者有可能从内分泌治疗中获益：①原发灶和（或）复发转移灶 ER 和（或）PR 阳性；②老年患者；③术后无病间期较长；④既往内分泌治疗曾获益。

由于乳腺癌骨转移本身一般不直接威胁患者生命，而且不合并内脏转移的患者生存期相对较长，所以尽量避免不必要的强烈化疗。而晚期乳腺癌患者如治疗后病情长期保持稳定应被视为临床获益，因为病情持续稳定6个月以上患者的生存期与完全缓解（CR）＋部分缓解（PR）相同。由于内分泌治疗更适合长期用药，医生可以尽量延长治疗时间，以便延长疾病控制时间。

绝经后复发转移乳腺癌，一线内分泌治疗的首选药物为第三代芳香化酶抑制剂，包括阿那曲唑、来曲唑、依西美坦；二线内分泌治疗可以选择孕激素，如甲地孕酮、甲羟孕酮。绝经前复发转移乳腺癌患者可以首选化疗；适合或需要用芳香化酶抑制剂作为内分泌治疗时，可以采取有效的卵巢功能抑制（药物性或卵巢切除）联合芳香化酶抑制剂。

乳腺癌骨转移患者，如果ER和PR均阴性、术后无病间隔期短、疾病进展迅速、合并内脏转移、对内分泌治疗无反应，则应考虑化疗。推荐用于转移性乳腺癌化疗的药物包括：蒽环类、紫杉类、卡培他滨、长春瑞滨、吉西他滨。辅助治疗未用过蒽环类和紫杉类化疗的患者首选AT方案（蒽环类联合紫杉类），如CMF辅助化疗失败的患者；部分辅助治疗用过蒽环类和（或）紫杉类，但临床未判定为耐药和治疗失败的患者也可使用AT方案。蒽环类辅助治疗失败的患者可以选择的方案有：XT（卡培他滨联合多西他赛）和GT（吉西他滨联合紫杉醇）方案。紫杉类治疗失败的患者目前尚无标准方案推荐，可以考虑使用卡培他滨、长春瑞滨、吉西他滨和铂类，也可以单药或联合化疗，但单纯骨转移患者一般不主张采用联合化疗。

（四）放射治疗

放射治疗是乳腺癌骨转移姑息性治疗的有效方法。骨疼痛是骨转移的常见症状，也是影响患者生活质量及活动能力的主要原因之一。脊椎、股骨等负重部分骨转移并发病理性骨折的危险约为30%。病理性骨折将显著影响患者的生活质量和生存时间。放射治疗用于乳腺癌骨转移治疗的主要作用是缓解骨疼痛和降低病理性骨折的危险。放射治疗包括体外照射与放射性核素治疗两类。

针对骨转移局部病灶的体外照射是骨转移姑息性放疗的首选放疗方法。主要适应证为：有症状的骨转移灶，用于缓解疼痛及恢复功能；选择性用于负重部位骨转移的预防性放疗，如脊柱或股骨转移。骨转移放射治疗的体外照射常用剂量及分割方法有3种方案：每次300 cGy，共10次；每次400 cGy，共5次；800 cGy，单次照射。3种照射方法的缓解骨疼痛的疗效及耐受性无显著性差异。单次放疗方案的治疗费用显著低于分次照射，但再放疗及病理性骨折的发生率高于分次放疗。骨转移单次照射技术尤其适用于活动及搬运困难的晚期癌症患者[7]。

放射性核素治疗对缓解全身广泛性骨转移疼痛有一定疗效，但有些患者在核素治疗后骨髓抑制发生率较高，而且恢复较慢（约需12周），可能会影响化疗的进行。因此，临床上使用放射性核素治疗前应充分考虑选择合适的病例和恰当的治疗时机。

放射治疗缓解骨痛的有效率为59%～88%，但需一定的时间才能显效。因此，对于放疗明显显效前的患者及放疗不能完全控制疼痛的患者，仍需根据疼痛程度来使用止痛药和双膦酸盐，而且可以根据病情使用负荷剂量。

（五）手术治疗

骨转移外科治疗的目的是提高患者的生活质量，骨外科技术的进步可最大限度地解决癌症骨转移患者肿瘤压迫神经的问题，并可减轻疼痛、恢复肢体功能，从而改善患者的生活质量。对骨转移患者进行密切的随访观察以便早期发现骨转移灶，对具有潜在病理性骨折的长骨作出恰当的判断以决定是否需要手术是提高患者生活质量的重要保证。

外科手术治疗乳腺癌骨转移的方法包括：骨损伤固定术、置换术和神经松解术。固定术可以考虑选择性地用于病理性骨折或脊髓压迫、预期生存时间＞4周的乳腺癌骨转移患者。预防性固定术可以考虑选择性地用于股骨转移灶直径＞2.5 cm、股骨颈骨转移、骨皮质破坏＞50%或预期生存时间＞4周的乳腺癌骨转移患者。专家组建议及时请骨科医生参与决定手术时机[8]。

（六）止痛药治疗

止痛药是缓解乳腺癌骨转移疼痛的主要方法。骨转移疼痛的止痛药治疗应遵循WHO癌症三阶梯止痛指导原则：首选口服及无创给药途径，按阶梯给药，按时给药，个体化给药及注意细节[9]。

止痛药物包括非甾体类抗炎止痛药、阿片类止痛药、辅助用药。

常用非甾体类抗炎药包括：乙酰氨基酚、布洛芬、双氯芬酸钠、吲哚美辛、萘普生、塞来昔布、氯诺昔康等。

常用阿片类止痛药包括：吗啡缓释片、芬太尼透皮贴剂、羟考酮控释片、吗啡即释片、可待因、美沙酮等。哌替啶不宜用于癌痛治疗。

辅助用药包括三环类抗抑郁药、抗惊厥药、NMDA受体拮抗剂、糖皮质激素类、α_2肾上腺素能受体激动药等。

非甾体类抗炎药是骨转移疼痛止痛治疗的基础用药，当止痛效果不佳或出现中、重度疼痛时，推荐联用阿片类止痛药。选择阿片类缓释剂按时用药有利于持续缓解骨疼痛。然而，骨转移疼痛患者在持续慢性疼痛的同时，约63%的患者伴有突发性（暴发性）疼痛。对频繁发作的突发性疼痛患者，可以通过增加止痛药的按时用药剂量来缓解，但该法对少数患者无效，因为其无法耐受药物不良反应而不能增加按时用药的剂量。控制突发性疼痛的主要方法是备用速效或短效止痛药，后者单次用药剂量一般为日用剂量的5%～10%。对于难治的突发性疼痛患者可以考虑使用自控药泵法给药。发生神经病理性疼痛时，应根据病情选择辅助用药，例如出现烧灼痛、坠胀痛等表现时，可选择联用阿米替林、去甲替林或多塞平等三环类抗抑郁剂；出现电击样疼痛或枪击样疼痛时，可选择联用加巴喷丁或卡马西平等抗惊厥药。

五、乳腺癌骨转移双膦酸盐临床应用专家共识

（一）双膦酸盐类药物的共性和个性

1. 作用原理　双膦酸盐是焦膦酸盐分子的稳定类似物。破骨细胞聚集于矿化骨基质后，通过酶的水解作用而导致骨重吸收，而双膦酸盐恰恰可以抑制破骨细胞介导的骨重吸收作用，还可抑制破骨细胞的成熟，并且抑制成熟破骨细胞的功能和破骨细胞在骨质吸收部位的聚集，同时抑制肿瘤细胞扩散、浸润和黏附于骨基质[10]。

2. 适应证　①高钙血症；②骨痛；③治疗和预防骨相关事件（SREs）。SREs包括病理性骨折、脊髓压迫、高钙血症、缓解疼痛进行的骨放疗、预防或治疗脊髓压迫和病理性骨折而进行的骨手术。

临床研究已经证实，双膦酸盐可以用于治疗乳腺癌骨转移SREs相关并发症，还可以预防乳腺癌骨转移患者发生SREs。所以明确有骨转移的乳腺癌患

者，应首先考虑给予双膦酸盐作为基础治疗。

由于双膦酸盐化学结构中与中心碳原子连接的侧链有所不同，因此双膦酸盐类药物的临床活性和功效亦有所不同[11]。

第一代双膦酸盐以氯屈膦酸盐为代表，该药于30 年前已经开始用于临床。用量和用法：氯屈膦酸二钠，口服 1600 mg/d，主要经肾脏清除，因此在治疗过程中一定要保持摄入足够的水分。氯屈膦酸二钠胶囊应整粒吞服，每日剂量为 1600 mg，建议单次用药，若日剂量高于 1600 mg，超过的部分建议作为第二剂量分次给药。在任何情况下都不能将氯屈膦酸盐与含有钙或其他二价阳离子的牛奶、食物或药物同服，因为它们会减少氯屈膦酸盐的吸收。氯膦酸盐口服制剂可方便在家使用，也方便与口服化疗药物和内分泌药物联用。

第二代为双膦酸盐，包括帕米膦酸钠、阿仑膦酸钠，抑制骨吸收的作用强于第一代药物。用量和用法：帕米膦酸盐 60～90 mg，静脉滴注＞2 小时，1 次/（3～4 周）。

第三代为双膦酸盐，包括唑来膦酸和伊班膦酸，在作用强度和疗效方面比第二代又有了进一步的提高。用量和用法：唑来膦酸 4 mg，静脉滴注＞ 15 分钟，1 次/（3～4 周）；伊班膦酸钠 6 mg 静脉滴注＞15 分钟，1 次/（3～4 周）。伊班膦酸钠治疗转移性骨病的常规剂量：6 mg，每 3～4 周静脉滴注 1 次，每次滴注不短于 15 分钟。伊班膦酸钠的负荷剂量：6 mg/d，连续 3 天静脉滴注，以后每 3～4 周常规使用

1次。伊班膦酸钠负荷剂量可快速缓解转移性骨痛患者伴随的严重疼痛。伊班膦酸钠目前在国外有静脉、口服两种剂型供患者选择。

(二)双膦酸盐的使用适应证和用药时机[12]

表2-1 双膦酸盐用药适应证及时机

专家观点	推荐使用双膦酸盐	不推荐使用双膦酸盐
骨转移引起的高钙血症	√	
骨转移引起的骨痛	√	
ECT异常,X线(或CT、或MRI)证实的骨转移	√	
ECT异常,X线正常,但CT或MRI显示骨破坏	√	
影像学诊断是骨破坏,即使没有骨痛症状	√	
ECT异常,X线正常,且CT或MRI也未显示骨破坏		√
存在骨转移风险(乳酸脱氢酶高或碱性磷酸酶升高)的患者		√

(三)双膦酸盐的使用方法及注意事项

(1)在使用双膦酸盐前应检测患者的血清电解质水平,重点关注血肌酐、血清钙、磷酸盐、镁等指标。

(2)临床研究表明,第一代氯屈膦酸盐、第二代帕米膦酸盐和第三代唑来膦酸和伊班膦酸盐都具有治疗乳腺癌骨转移的作用,都可以用于治疗高钙血症、骨痛,预防和治疗SREs。

(3)选择药物治疗应考虑患者的一般状况、疾病的总体情况以及同时接受的治疗药物。

（4）双膦酸盐可以与放疗、化疗、内分泌治疗、止痛药联用。

（5）长期使用双膦酸盐应注意每天补充 500 mg 钙和适量的维生素 D。

（6）对于肾功能不全（肌酐清除率＞30 ml/min）的患者，双膦酸盐应根据不同产品的说明书进行减量调整或延长输注时间。

（7）鉴于有文献报告少数患者在长期使用双膦酸盐后有发生颌骨坏死的风险，因此使用前应注意进行口腔检查，进行适当的预防性治疗，使用期间注意口腔卫生，避免包括拔牙在内的口腔手术，如治疗期间无诱因或口腔操作后出现颌面部骨暴露、不能愈合，应尽早联系专科医生处理[13]。

（四）用药时间及停药指征

（1）用药时间：在双膦酸盐用于乳腺癌患者治疗和预防 SREs 的临床研究中，不同临床试验的中位用药时间为 6～18 个月，已有用药 2 年以上的安全性数据，因此临床实践中推荐用药时间可达 2 年甚至更长时间，但应该根据患者的安全性和临床获益情况采用合理的用药时间。双膦酸盐有时可能成为骨转移患者在停用化疗后唯一保留的全身用药。

（2）停药指征：用药过程中监测到明确与双膦酸盐相关的严重不良反应；治疗过程中出现肿瘤恶化，出现其他脏器转移并危及生命；临床医生认为继续用药患者不能获益时需要停药。但专家组指出，经其他治疗骨痛缓解不是双膦酸盐的停药指征。

(3) 发生 SREs 后是否可换药预防再次 SREs 的问题：如果在应用膦酸盐的过程中发生了某些特殊的 SREs（高钙、骨手术、放疗），作为临床研究的观察终点会停止使用该类药物，但临床实践中不应停用，应该继续用药。

如果在双膦酸盐治疗期间发生了 SREs，则可以考虑换用另外一种双膦酸盐。一项Ⅱ期临床试验显示：乳腺癌骨转移患者（n＝31）在第一、二代双膦酸盐（氯屈膦酸盐、帕米膦酸盐）治疗期间发生 SREs 或骨转移病变进展后，换用唑来膦酸治疗，第 8 周时患者疼痛显著减轻（$P<0.001$），尿 NTX 水平也出现了下降趋势（$P=0.008$）。但目前认为换药是否获益还有待于更多的临床研究数据的证实。

（五）生化标记物的作用

骨生化标记物可反应骨转移过程中骨吸收和形成的速度，提示骨破坏和修复程度。研究显示基线和治疗中的骨标记物水平［如骨吸收标记物Ⅰ型胶原 N 末端肽（NTX）水平、骨生成标记物骨特异性碱性磷酸酶（BAP）等］与骨转移患者的预后相关。一项对接受唑来膦酸治疗的乳腺癌患者 2 年的生存数据的回顾性分析显示，唑来膦酸治疗 3 个月后基线高 NTX 正常化的患者较未能正常化的患者死亡风险低，提示唑来膦酸治疗 NTX 正常化可改善患者生存。但该结果还有待进一步前瞻性随机临床试验的证实[14,15]。目前在乳腺癌双膦酸盐治疗中骨标记物可作为参考指标，专家不建议临床常规使用。

（六）抗肿瘤治疗引起的骨丢失（cancer treatment induce bone loss，CTIBL）

CTIBL 是应该引起临床重视的问题，它可以发生在不同年龄的患者，化疗、激素治疗尤其是卵巢功能抑制和芳香化酶抑制剂治疗后的患者更易发生。美国临床肿瘤学会（ASCO）乳腺癌妇女骨健康指南推荐：乳腺癌妇女均应接受骨质疏松风险评估。高危患者包括：年龄超过 65 岁；60～64 岁但具有以下危险因素之一：骨质疏松家族史、体重＜70 kg、曾发生过非创伤性骨折或其他骨质疏松导致病理性骨折的危险因素，正在接受芳香化酶抑制剂治疗的绝经后妇女，正在接受可能导致早期绝经的治疗（化疗、卵巢去势）的绝经前妇女。

乳腺癌辅助治疗期间，BMD 评分（T-Score）低于－2.5 时应开始使用双膦酸盐治疗；当 T-Score 在－2.5 至－1.0 之间时考虑使用双膦酸盐；当 T-Score 高于－1.0 时不建议使用双膦酸盐[10]。双膦酸盐治疗骨质疏松的用法和治疗骨转移的用法不一样，可以每 3～6 个月使用一次，并且要根据治疗后 BMD 评分的改变调整用药。

3 项大型临床研究（Z-FAST、ZO-FAST 和 E-ZO-FAST[15-17,19]）观察了唑来膦酸预防乳腺癌内分泌治疗引起的骨丢失的作用。结果显示：与延迟治疗相比，将唑来膦酸早期用于接受来曲唑辅助治疗的患者可显著增加腰椎和髋部骨密度，提示乳腺癌患者在接受芳香化酶抑制剂治疗的同时，每6个月注射唑来膦酸4mg可有效预防CTIBL。ABCSG-12研究了绝经期前的乳腺癌妇女，药物性卵巢去势联合他莫昔芬或阿那曲唑治疗，采用唑来膦酸（4mg/6个月）治疗。5年随访的结果显示：唑来膦酸能够有效预防治疗相关的骨丢失[18,20]。专家组意见为可考虑用唑来膦酸预防乳腺癌内分泌治疗引起的骨丢失。

（七）双膦酸盐预防骨转移的作用

体外研究显示，双膦酸盐具有抗肿瘤作用，并且已有的研究ZO-FAST和ABCSG-12提示，使用唑来膦酸可能明显降低骨转移发生的风险，而且也可能具有潜在的预防内脏转移的作用。但有关双膦酸盐预防乳腺癌骨转移的临床研究仍在进行中，目前临床并不推荐使用双膦酸盐预防骨转移。

参考文献

1. Coleman RE. Metastatic bone disease: clinical features, pathophysiology and treatment strategies. Cancer Treat Rev, 2001, 27 (3): 165-176.
2. Johnson JR, Williams G, et al. End points and United States Food and Drug Administration approval of oncology drugs. J Clin Oncol, 2003, 21 (7): 1404-1411.
3. Kinnane N. Burden of bone disease. Eur J Oncol Nurs, 2007, 11 (Suppl 2): S28-31.
4. 闫敏，宋三泰，江泽飞，等．乳腺癌骨转移的临床病程．中国骨肿瘤骨病，2003，2（4）：221-224.

5. 乳腺癌临床试验指南（中国版），2009年第一版（源自英文版 V. 1. 2009）http：//www. nccn-china. org.
6. Eubank WB，Mankoff DA. Evolving role of positron emission tomography in breast cancer imaging. Semin Nucl Med，2005，35（2）：84－99.
7. Chow E，Harris K，Fan G，et al. Palliative radiotherapy trials for bone metastases：a systematic review. J Clin Oncol，2007，25（11）：1423－1436.
8. British Association of Surgical Oncology Guidelines. The management of metastatic bone disease in the United Kingdom. The Breast Specialty Group of the British Association of Surgical Oncology. Eur J Surg Oncol，1999，25（1）：3－23.
9. WHO. Medical need for opioid analgesics. Achieving balance in national opioids control policy：Guidelines for assessment. Geneva：WHO Publication，2000，3－4.
10. Russell RG. Bisphosphonates：from bench to bedside. Ann N Y Acad Sci，2006 ，1068：367－401.
11. Russell RG，Xia Z，Dunford JE，et al. Bisphosphonates：an update on mechanisms of action and how these relate to clinical efficacy. Ann N Y Acad Sci，2007，1117：209－257.
12. Hillner BE，Ingle JN，Chlebowski RT，et al. American Society of Clinical Oncology 2003 update on the role of bisphosphonates and bone health issues in women with breast cancer. J Clin Oncol，2003，21（21）：4042－4057.
13. Weitzman R，Sauter N，Eriksen EF，et al. Critical review：updated recommendations for the prevention，diagnosis，and treatment of osteonecrosis of the jaw in cancer patients--May 2006. Crit Rev Oncol Hematol，2007，62

(2)：148 - 152.

14. Coleman RE, Major P, Lipton A, et al. Predictive value of bone resorption and formation markers in cancer patients with bone metastases receiving the bisphosphonate zoledronic acid. J Clin Oncol, 2005, 23 (22)：4925 - 4935.
15. Brown JE, Thomson CS, Ellis SP, et al. Bone resorption predicts for skeletal complications in metastatic bone disease. Br J Cancer, 2003, 89 (11)：2031 - 2037.
16. Lipton A, Cook R, Saad F, et al. Normalization of bone markers is associated with improved survival in patients with bone metastases from solid tumors and elevated bone resorption receiving zoledronic acid. Cancer, 2008, 113 (1)：193 - 201.
17. Brufsky AM, Bosserman LD, Caradonna RR, et al. Zoledronic acid effectively prevents aromatase inhibitor-associated bone loss in postmenopausal women with early breast cancer receiving adjuvant letrozole：Z-FAST study 36-month follow-up results. Clin Breast Cancer, 2009, 9 (2)：77 - 85.
18. Eidtmann H, de Boer R, Bundred N, et al. Efficacy of zoledronic acid in postmenopausal women with early breast cancer receiving adjuvant letrozole：36-month results of the ZO-FAST Study. Ann Oncol, 2010 May 5. [Epub ahead of print]
19. A. LLombarto, A. Frassoldati, O. Paija, et al. Effect of zoledronic acid on aromatase inhibitor-associated bone loss in postmenopausal women with early breast cancer receiving adjuvant letrozole：E-ZO-FAST 36-month follow up. ASCO 2009 Breast Cancer Symposium Abstract, 213.

20. Gnant M, Mlineritsch B, Schippinger W, et al. Endocrine therapy plus zoledronic acid in premenopausal breast cancer. N Engl J Med, 2009, 360 (7): 679 - 691.

第 3 章

双膦酸盐治疗肺癌骨转移的临床指引

执笔：张　力

一、前言

实体瘤骨转移引起的骨骼并发症已经越来越为临床医生所关注，目前国际上已有一些针对乳腺癌骨转移和多发性骨髓瘤的治疗指南，骨转移在NCCN前列腺癌的指南中也已正式发表，2008年ESMO推出了双膦酸盐在实体瘤应用的临床共识，但是并没有针对肺癌骨转移的临床治疗指南。虽然在原则上肺癌可以参照相关实体瘤骨转移的指南，但是由于肺癌本身的特殊性，因此存在一些应用上的差异。本共识的目的是希望运用循证医学的方法，基于目前研究的进展和相关研究数据为临床医生的诊疗提供切实的帮助。

参照相关指南（共识）的制订，本共识的产生将遵循以下原则：

• 多学科的专家参与：肿瘤内科、肿瘤放射、肿瘤外科、生物统计、医药界代表等；

• 通过复习公开发表的文献（到2010年3月为止）和药厂提供的处方资料起草；

• 根据文献或资料的可信等级确定本共识；

• 对现有资料不足但临床意义较大的问题采用“专家共识”的方法解决。

证据可信等级遵循表3-1：

表 3－1　证据类型及可信等级

水平	证据类型
Ⅰ	对多个对照研究的 Meta 分析、多个随机对照研究（High Power）
Ⅱ	至少一个严格设计的临床研究、多个随机对照研究（Low Power）
Ⅲ	设计较好的非随机临床研究、回顾性队列研究、配对研究
Ⅳ	历史对照研究、相关描述性研究、病例报告等
Ⅴ	病例报告

推荐的级别遵循表 3－2：

表 3－2　推荐级别

等级	推荐级别
A	Ⅰ类证据、多个一致性的Ⅱ、Ⅲ、Ⅳ类证据
B	Ⅱ、Ⅲ、Ⅳ类证据且结果多一致
C	Ⅱ、Ⅲ、Ⅳ类证据但结果相矛盾

二、肺癌骨转移概述

• 肺癌骨转移的发病率：30％～40％。

• 预后：未经治疗的患者中位生存期 4～5 个月，经过治疗的患者 1 年存活率为 40％～50％。

• 分类：溶骨性、成骨性、混合性。

• 病因：肺癌细胞转移到骨释放出可溶性介质，

激活破骨细胞和成骨细胞。破骨细胞释放的细胞因子又进一步促进肿瘤细胞分泌骨溶解的介质，从而形成了恶性循环。

肺癌骨转移的诊断

对怀疑有骨转移的肺癌患者推荐进行以下的检查，以帮助明确诊断：

1. 放射性核素骨显像扫描检查；

2. 对有条件的患者可以考虑推荐 PET－CT，对有症状但 PET－CT 阴性的患者再行 ECT 检查；

3. X 线/CT/MRI 检查；

4. 患者还应该进行全血细胞计数、肌酐、电解质、肝功能、血清钙等生化指标检查。

证据级别：Ⅱ　推荐级别：B

三、肺癌骨转移诊断的研究

Ichinose 等对早期（Ⅰ期和Ⅱ期）非小细胞肺癌（NSCLC）的研究发现，在所有患者中常规进行骨 ECT 检查对无症状（骨痛）骨转移诊断率的提高不超过 3%，而确诊骨转移且 ECT 扫描阳性（真阳性）的患者 94%都有骨痛症状或血清学指标的升高[1]。所以多个肺癌分期指南中均推荐对临床出现高钙血症、血清碱性磷酸酶升高、血清乳酸脱氢酶升高、病理性骨折或骨痛的患者进行 ECT 检查[2-3]。

放射性核素骨扫描的敏感性高（62%～

89%），但特异性较差，假阳性率为40%左右[4]。放射性核素骨扫描临床上主要用于骨转移癌的筛查，并且可以帮助确认转移的范围和转移灶的数量，但单纯放射性核素骨扫描检查阳性不能确诊，还需对ECT阳性的部位进行X线、CT或MRI检查确认，上述影像学检查之一阳性方能诊断。有大约1/3的患者出现骨转移但是不伴有骨痛，对于这类患者应该定期进行X线/CT/MRI筛查。

Schirrmeister等报道，对53例小细胞肺癌或局部进展期非小细胞肺癌患者进行了前瞻性的平面骨扫描显像（BS）、脊柱SPECT和18F PET[5]。MRI和所有其他显影方法以及临床病程均作为对照法。采用5点表法进行接受者操作特征（ROC）曲线分析，比较BS（联合或不联合SPECT）与18FPET，结果12例患者出现BM。BS产生6个假阴性，SPECT产生1个假阴性，18F PET没有产生假阴性。ROC曲线下面积：BS为0.779，SPECT为0.944，18F PET为0.993。18F PET ROC曲线下面积与联合使用BS和SPECT的曲线下面积无明显差异，两种显影技术较平面BS明显精确。该研究的结果建议，对具有转移性骨病风险的肺癌患者采用至少一种显影技术。18F PET可使全身显影变成单一的检测，但价格较昂贵且同时不易进行。我们进行的研究联合使用BS和SPECT，在不明确的病灶采用MRI补充，是一种可操作性和价效较高的策略。

四、肺癌骨转移的治疗

骨转移的基本治疗目标

1. 缓解疼痛，恢复功能，改善生活质量。

2. 预防或延缓骨相关事件（skeletal related events，SREs）的发生。

证据级别：专家共识　推荐级别：专家共识

有效的治疗手段包括以下几项（这几种治疗方法均可治疗骨转移，治疗和预防骨转移引起的骨相关事件的发生，同时可提高生存质量）：

1. 全身性抗肿瘤治疗（化疗、生物靶向治疗等）；

2. 手术治疗；

3. 放射治疗（包括放射性同位素的内照射治疗）；

4. 镇痛治疗；

5. 双膦酸盐治疗。

五、双膦酸盐在肺癌骨转移中的治疗指引

（一）双膦酸盐治疗骨转移引起的骨相关事件(SREs)

骨是非小细胞肺癌临床上常见的肿瘤转移部位，随着晚期 NSCLC 患者治疗水平的提高，部分骨转移

患者的生存时间可能相对较长，中位生存时间可以达到 10～12 个月。随着生存时间的延长，骨转移患者都将面临严重的疼痛、病理性骨折、神经根的压迫、脊髓压迫等并发症的威胁。骨相关事件是对恶性肿瘤骨转移所引起的一系列并发症的统称。骨相关事件主要包括：病理性骨折、脊髓压迫、需手术治疗的骨并发症、需放射治疗的骨并发症和高钙血症。因此，降低 SREs 的发生，不仅可以改善患者的生活质量，同时也可以节约医疗费用。双膦酸盐是临床上治疗和预防 SREs 的常用药物。在 2007 年有作者报道：由于每个肿瘤的生存期不一样，骨相关事件（SREs）的构成也不一样[6]，NSCLC 常见的 SREs 是骨痛导致的放射治疗（60%）。在亚洲人群，2007 年日本学者的报道也支持骨痛导致的放疗是 NSCLC 患者主要的 SREs，同时他们也指出：NSCLC 患者的 SREs 还跟患者的生存期和临床分期有关[7]。由于国内对骨痛导致的放疗标准不一致，许多出现骨痛的患者没有得到有效的放射治疗，相反有些患者没有出现骨痛却也接受了不必要的放射治疗。因此，专家组认为有必要对 NSCLC 骨转移患者的骨痛导致的放疗这一个 SREs 的定义作出明确规定。关于骨痛需要放疗的 SREs 定义如下：① 非承重骨的骨转移，伴骨痛（VAS≥4 分），经中度止痛药治疗无效而接受放疗属于 SREs；② 承重骨骨转移，伴疼痛（VAS ≥4 分），接受放疗属于 SREs；③ 承重骨骨转移无疼痛，但有明显骨质破坏而接受放疗属于伴随治疗。

双膦酸盐治疗骨转移引起的骨相关事件

1. 唑来膦酸能有效预防或延缓肺癌骨转移（包括溶骨和成骨）引起的骨相关事件的发生。

2. 治疗肺癌骨转移引起的骨相关事件，推荐静脉注射唑来膦酸4mg（不小于15分钟），每3～4周重复一次。

证据级别：Ⅱ　推荐级别：B

1. 唑来膦酸治疗NSCLC骨转移的Ⅲ期临床研究(011研究[8])　本研究是一项国际性、多中心、随机、双盲、安慰剂对照的临床研究。目的是评估唑来膦酸4mg与抗癌治疗联合使用在治疗肺癌、肾癌等实体瘤（除外乳腺癌、多发性骨髓瘤、前列腺癌）骨转移引起的骨相关事件的疗效。

患者（n＝773）被随机分组，接受唑来膦酸(择泰®）4毫克（n＝257）或8毫克（n＝266）或安慰剂（n＝250）治疗，每3周给药一次，每次输注5分钟，共进行9个月（患者同时每日补充500毫克钙和400国际单位的维生素D，随食物一起摄入，以预防低钙血症）。

根据进入研究时肿瘤的诊断（非小细胞肺癌与其他实体肿瘤）对患者分层，其中非小细胞肺癌占50%，肾癌占10%，小细胞肺癌占8%；本研究接受唑来膦酸4mg组的257名患者中肺癌134名(52.1%)，其他恶性肿瘤123名（47.9%）；对照组肺癌患者占52.0%，其他恶性肿瘤占48.0%。

有196名患者完成了9个月的核心研究阶段，其中101名患者选择继续进行研究（扩展研究阶段）。在这些参加扩展期研究的患者中，唑来膦酸4毫克组、8毫克组和安慰剂组分别有23.5%，31.3%和22.9%的患者完成了共21个月的研究。

注：在所有患者都纳入研究后，数据安全监测委员会发现接受8毫克唑来膦酸治疗的一部分患者有血肌酐水平的升高。因此，对研究方案进行了修正，输注时间由5分钟延长至15分钟，输注量由50毫升增至100毫升，将8毫克唑来膦酸减至4毫克（以后这一组被称为8/4毫克组）。这一组不包括在疗效分析之内。

本研究的主要评价指标为9个月内至少出现一次骨相关事件的患者的比例。骨相关事件的定义为：病理性骨折、脊髓受压、骨放射治疗、骨科手术。值得注意的是在本研究中高血钙（hypercalcemia of malignancy，HCM）并没有被列入骨相关事件的定义。主要原因是研究者认为唑来膦酸治疗HCM的作用已经被另一临床研究所证实。但由于HCM被认为是临床上具有重要意义的事件，所以研究者把分析比较9个月内至少出现一次骨相关事件（加HCM）的患者比例列为评价唑来膦酸治疗非小细胞肺癌骨转移引起的SREs作用的次要指标；本研究其他次要评价指标还包括：至首次出现第一次SREs的时间、骨相关事件发病率（skeletal morbidity rate，SMR，定义为：SREs数目/年）等。

发生不良反应和死亡是最常见的中断研究的原

因，无论在核心研究阶段还是扩展研究阶段，各组中断研究的患者人数接近。

在所有骨相关事件（包括 HCM）上，唑来膦酸 4mg 组较安慰剂组显著减少，9 个月内发生 1 次 SREs 的患者比例为 38% vs. 47%（P=0.039）；唑来膦酸 4mg 组与安慰剂组在主要终点（不包括 HCM）的比较未能达到统计学显著性差异（38% vs. 44%；P=0.127）。最常见的 SREs 为骨放疗和病理性骨折。在所有事件类型中均观察到治疗利益，尤其是唑来膦酸 4mg 组没有患者产生 HCM，而安慰剂组则有 8 例（3%；P=0.004）。

唑来膦酸较安慰剂显著延长至首次 SREs 的中位时间达 2 个月以上。唑来膦酸 4mg 组的至首次 SREs（不包括 HCM）的中位时间为 230 天，安慰剂组为 163 天（P=0.023）；包括 HCM 的中位时间为 230 天 vs. 155 天（P=0.007）。研究未收集每一项 SREs 的至首次事件的中位时间，但唑来膦酸 4mg 组至首次病理性骨折的时间显著长于安慰剂组（四分位数为 238 天 vs. 161 天；P=0.031）。同样，4mg 组至首次椎体骨折以及放疗的时间也显著长于安慰剂组（P=0.05）。由于本研究中患者的生存时间较短（大约 6 个月），因此在至首次 SREs 时间分析中，死亡也被作为事件之一，其结果与既往报道相似：唑来膦酸 4mg 组的至首次事件的中位时间（不包括 HCM，包括死亡）为 136 天，安慰剂组为 93 天（P=0.039）。

唑来膦酸 4mg 组与安慰剂组相比，发生骨相关事件的风险显著降低31%（包括HCM，风险比＝0.693；95%CI＝0.542～0.886；P＝0.003）；非小细胞肺癌降低32%；RCC降低58%——多事件分析的角度显示，所有研究终点的证据均表明唑来膦酸可以带来临床利益。

唑来膦酸也是目前全球唯一获批的肺癌骨转移治疗适应证的双膦酸盐。

（二）治疗肺癌骨转移所致的高血钙（HCM）

治疗肺癌骨转移所致的高血钙（HCM）

对由肺癌骨转移所致的高血钙，推荐使用双膦酸盐。

证据级别：Ⅱ　**推荐级别：**B

证据1：回顾性分析95篇文献显示[9]：治疗骨转移引起的高钙血症，双膦酸盐优于对照组。

Ross等在2003年发表了对1966年至2001年间95篇文献进行的Meta分析，这些研究的目标人群为乳腺癌和多发性骨髓瘤引起的高血钙患者，绝大部分研究结果支持双膦酸盐可以降低骨相关事件的发生比率。

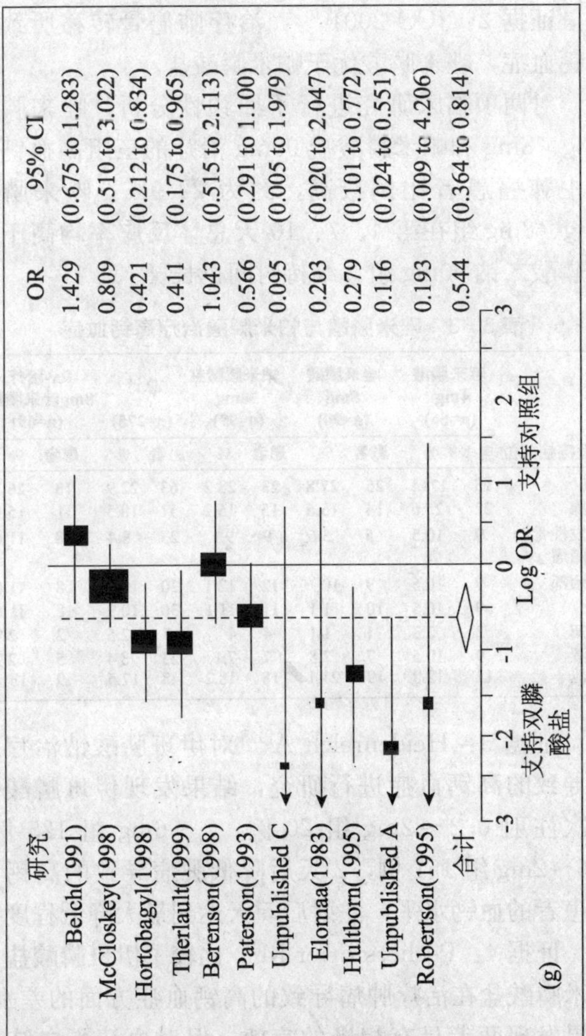
研究
OR
95% CI
Belch(1991) 1.429 (0.675 to 1.283)
McCloskey(1998) 0.809 (0.510 to 3.022)
Hortobagyl(1998) 0.421 (0.212 to 0.834)
Therlault(1999) 0.411 (0.175 to 0.965)
Berenson(1998) 1.043 (0.515 to 2.113)
Paterson(1993) 0.566 (0.291 to 1.100)
Unpublished C 0.095 (0.005 to 1.979)
Elomaa(1983) 0.203 (0.020 to 2.047)
Hultborn(1995) 0.279 (0.101 to 0.772)
Unpublished A 0.116 (0.024 to 0.551)
Robertson(1995) 0.193 (0.009 tc 4.206)
合计 0.544 (0.364 to 0.814)
-3
-2
-1
0
1
2
3
支持双膦酸盐
Log OR
支持对照组
(g)

证据2：JCO 2001[10]：治疗肺癌骨转移所致的高钙血症，唑来膦酸优于帕米膦酸盐。

对两项临床研究进行了回顾性分析，唑来膦酸4mg、8mg和帕米膦酸盐90mg治疗的三组高血钙患者中肺癌患者比例最高，约为22.9%。唑来膦酸4mg、8mg组在第4、7、10天总体反应率均高于帕米膦酸二钠90mg组，维持时间也长。

表3-3 唑米膦酸与帕米膦酸治疗高钙血症

	唑来膦酸 4mg (n=86)		唑来膦酸 8mg (n=90)		帕米膦酸盐 90mg (n=99)		总计 (n=275)		Rx-治疗 8mg唑来膦酸 (n=69)	
原发癌症部位	患者	%	患者	%	患者	%	患者	%	患者	%
肺	15	17.4	25	27.8	23	23.2	63	22.9	18	26.1
乳腺	22	25.6	14	15.6	15	15.2	51	18.5	11	15.9
多发性骨髓瘤	9	10.5	5	5.6	9	9.1	23	8.4	8	11.6
头颈部	9	10.5	9	10	12	12.1	30	10.9	8	11.6
肾	9	10.5	10	11.1	11	11.1	30	10.9	8	11.6
不知	2	2.3	1	1.1	4	4	7	2.5	2	2.9
血液	9	10.5	7	7.8	7	7.1	23	8.4	5	2.9
其他	11	12.8	19	21.1	18	18.2	48	17.5	9	13

证据3：Heidenreich A[11]对伊班膦酸钠治疗肿瘤导致的高钙血症进行研究，结果发现伊班膦酸钠单次注射0.2～2mg组20例，2～6mg组125例，0.6～2mg组151例，2天后降低肿瘤导致的高钙血症患者的血钙水平，注射后5天达到最大降低程度。

证据4：Pecherstorfer M[12]比较了伊班膦酸盐与帕米膦酸盐在治疗肿瘤导致的高钙血症方面的差别，结果发现两者具有相当的疗效，但对血清蛋白结合钙（CSC）高的患者，伊班膦酸盐的疗效优于帕米膦酸盐。

(三) 治疗肺癌骨转移所致的疼痛

治疗肺癌骨转移所致的疼痛

1. 对由肺癌骨转移所致的骨痛，建议使用双膦酸盐，也可以和止痛药、化疗、放射治疗合并使用（证据级别：Ⅱ，推荐级别：A)。

2. 对严重骨痛病例可考虑试用伊班膦酸盐负荷剂量治疗（证据级别：Ⅲ，推荐级别：B)。

3. 同时也应强调：双膦酸盐不能取代现有标准的骨转移疼痛治疗（证据级别：Ⅱ，推荐级别：A)。

证据1：JCO 1998[13]

JCO 1998总结了氯屈膦酸盐用于疼痛治疗的2项研究，一项为1992年Ernst[14]报告的24例交叉对照的试验研究，另一项为1995年Robertson[15]报告的55例的研究，结果显示双膦酸盐可以减少疼痛的发生或减轻症状（表3-4)。

表3-4　氯屈膦酸盐治疗骨转移疼痛

作者/时间	患者数	药物	常规剂量和用药途径、方法	疼痛
Ernst[14]/1992	24交叉	氯屈膦酸盐	静脉600mg单次	级别Ⅰ有效
Robertson[15]/1995	55	氯屈膦酸盐	口服1.6克/天	级别Ⅰ有效

证据 2：国内发表的双膦酸盐治疗癌痛的报告

国内发表的文章主要涉及氯屈膦酸盐和帕米膦酸盐，结果同样显示双膦酸盐具有较好的止痛效果（表 3－5）。但大多病例数较少，且为非随机对照研究。

表 3－5　国内发表的双膦酸盐治疗骨转移疼痛的报告

作者	报告例数	止痛有效率%
万冬桂等[16]	63	77.7
胡允平等[17]	12	91.7
王琳[18]	43	52.1
陈映霞等[19]	74	85.7
李文举[20]	80	81.7
张永强[21]	12	75.8
李金瀚等[22]	66	87.9
总计	350	78.9

证据 3：Dimitroulis A 等[23,24]

该研究设计为开放性非随机对照的前瞻性研究，患者接受伊班膦酸钠 6mg，静脉注射 30 分钟（n＝24），或 4mg，每天口服（n＝4）。入选患者为已确诊骨转移的肺癌患者（n＝28），其中 NSCLC 患者 21 例，SCLC 患者 7 例。研究发现所有患者 6 周内骨痛缓解，生活质量改善；11 周内骨痛降至基线水平以下，研究期间持续低于基线水平；4 周后 22 例患者接受骨闪烁描记法检查，发现骨转移病灶减少。

（四）生化指标

生化指标

尽管现有的资料显示骨生化指标对采用双膦酸盐治疗的患者的选择性监测有一定帮助，但目前不推荐使用骨溶解的生化指标来监测双膦酸盐的应用。

证据级别：Ⅱ　推荐级别：B

目前主要用于骨溶解的无机生化指标为尿钙；有机成分有很多种，包括甲状旁腺激素、交叉连接胶原蛋白、多肽结合的Ⅰ型胶原蛋白等，应用较多的为N端胶原蛋白。

2004年Cancer发表的一篇关于011后续研究的长期观察报告报道了骨生化指标和治疗之间的相关情况[25]。试验中安慰剂组的N端胶原蛋白一直处在较高的水平，而接受唑来膦酸治疗的两组1个月后则迅速下降，并且一直维持在一个较低的水平。结果显示，生化指标可以预测治疗与不治疗之间存在的差异，但是指标下降并不意味着患者不会发生SREs，不能对治疗起到指导作用，因此我们目前还不能使用此指标预测患者是否会出现SREs。

证据1：唑来膦酸治疗NSCLC骨转移的Ⅲ期临床研究（011研究[8]）

骨重吸收的生化指标可帮助发现那些可能继续受益的患者，尤其是骨的高吸收率似乎是对双膦酸盐耐药的因素[26]。骨指标，如Ⅰ型胶原端肽交联产物N-端肽（NTx）和C-端肽（CTx）也显示是检测骨转移的严重程度和范围、患者对双膦酸盐的反应（SREs或骨痛）的有效工具。目前，ASCO没有决定采用骨标志物指导临床个体患者。但是，随着评估这些指标对疾病预后和双膦酸盐预测价值的研究数量的增加，临床医师将很快获得足够的证据来采用骨指标为个体患者提供合适的治疗方案。

最近的回顾性临床试验结果显示骨吸收及骨形成标记物的升高与骨痛及骨转移程度相关。高NTX肺癌骨转移患者与低水平NTX患者相比有更高的发生SREs及死亡的风险。一项回顾性研究提示，与安慰剂相比，使用唑来膦酸可以改善高NTX肺癌患者的生存率，这些研究提示可以使用骨标记物预测骨相关疾病的诊断，评估治疗反应和疾病进展[27]。

国内目前正在开展的多中心BLEST和ZEST试验，旨在收集中国非小细胞肺癌骨转移患者的双膦酸盐治疗现状和NTX检测数据，并且前瞻性地研究双膦酸盐治疗3个月时NTX水平下降者与继续升高者之间SREs发生和预后的比较，其结果将会有助于进一步评估骨标记物的临床应用价值。

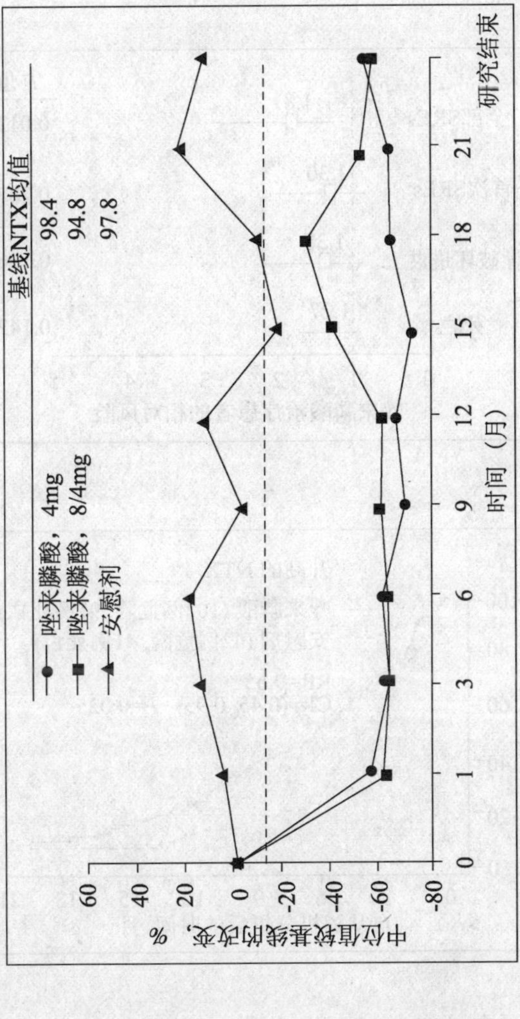
基线NTX均值
唑来膦酸，4mg　98.4
唑来膦酸，8/4mg　94.8
安慰剂　97.8
中位值较基线的改变，%
60
40
20
0
-20
-40
-60
-80
0
1
3
6
9
12
15
18
21
研究结束
时间（月）

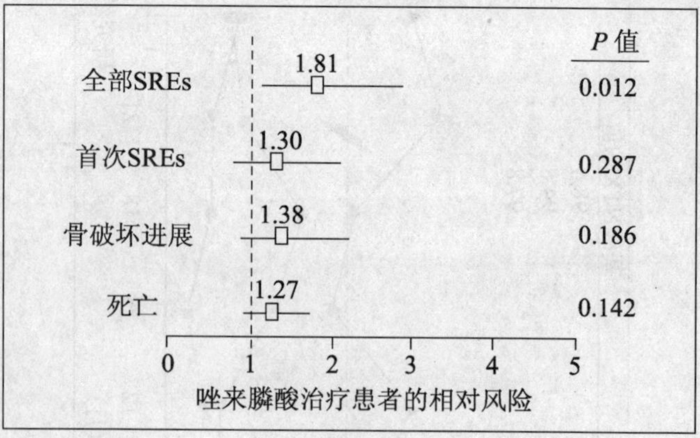
P 值
1.81
全部SREs
0.012
1.30
首次SREs
0.287
1.38
骨破坏进展
0.186
1.27
死亡
0.142
0
1
2
3
4
5
唑来膦酸治疗患者的相对风险

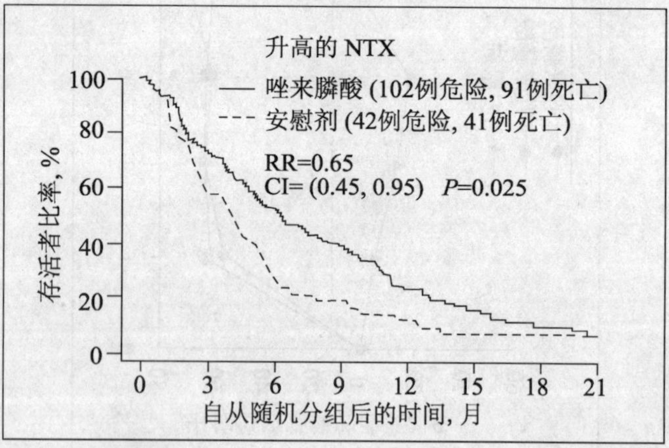
升高的 NTX
唑来膦酸 (102例危险, 91例死亡)
安慰剂 (42例危险, 41例死亡)
RR=0.65
CI= (0.45, 0.95) P=0.025
100
80
60
40
20
0
存活者比率，%
0
3
6
9
12
15
18
21
自从随机分组后的时间，月

(五) 治疗中的不良反应及监测

用药过程的监测

1. 对于血清肌酐＜3mg/dl 的患者不需调整剂量；

2. 应避免滴注时间过快；

3. 建议所有患者均应定期（3～6 个月）监测尿蛋白，如 24 小时尿蛋白＞500mg 应考虑停药，直到患者肾功能恢复正常。

证据级别：Ⅱ　推荐级别：A

双膦酸盐的主要不良反应包括：滴注时出现的发热、骨痛等流感样症状（flu-like symptoms），肾功能损害和颌骨坏死（osteonecrosis of the jaw，ONJ）等[28]。

对于肺癌骨转移患者，化学治疗是主要的治疗手段之一。而化疗方案多以含铂类方案为主，因此专家组认为定期监测肾功能非常重要。James R Berenson 在双膦酸盐应用的肾脏监测指南中指出首次注射使用双膦酸盐前 7～10 天应进行血肌酐的监测，以其作为基线血肌酐水平，以后每次注射前均应复查。当血肌酐升高超过基线水平的 50%，或者正常基线血肌酐水平者升高≥0.5mg/dl（或绝对数值＞1.4mg/dl）或异常基线血肌酐水平者升高≥1.0mg/dl，治疗应暂停，直至血肌酐水平恢复到正常值 10% 范围内。但是，此过程通常需要数周甚至数月[29-30]。

在双膦酸盐使用过程中尽可能避免或减少使用可能损害肾功能的药物，这包括非甾体类抗炎药、沙利度胺、放射性造影剂等。如果不可避免，应在使用双膦酸盐 24 小时后使用，以避免出现肾衰竭的问题。

（六）治疗间期

用药过程的监测

目前尚无足够的临床研究，建议对于开始使用双膦酸盐的患者，应持续用药直到患者的一般情况（PS）显著下降或患者不能耐受，但一般情况下应不少于 6 个月。

证据级别：专家共识　推荐级别：专家共识

参考文献

1. Ichinose Y，Hara N，Ohta M，et al. Preoperative examination to detect distant metastasis is not advocated for asymptomatic patients with stages 1 and 2 non-small cell lung cancer. Chest，1989，96（5）：1104－1109.
2. Michel F，Soler M，Imhof E，et al. Initial staging of non-small cell lung cancer：value of routine radioisotope scanning. Thorax，1991，46（7）：469－473.
3. ASCO. Clinical practice guidelines for the treatment of unresectable non-small-cell lung cancer. J Clin Oncol，1997，15（8）：2996－3018.
4. Crippa F，Seregni E，Agresti R，et al. Bone scintigraphy in breast cancer：a ten years follow up study. J Nucl Biol Med，1993，37（2）：57－61.

5. Schirrmeister H, Glatting G, Hetzel J, et al. Prospective evaluation of the clinical value of planar bone scans, SPECT, and 18F-Labeled NaF PET in newly diagnosed lung cancer. J Nucl Med, 2001, 42 (12): 1800-1804.

6. Saad F, Lipton A. Clinical benefits and considerations of bisphosphonate treatment in metastatic bone disease. Semin Oncol, 2007, 34 (6 Suppl 4): S17-23.

7. Tsuya A, Kurata T, Tamura K, et al. Skeletal metastases in non-small cell lung cancer: a retrospective study. Lung Cancer, 2007, 57 (2): 229-232.

8. Rosen LS, Gordon D, Tchekmedyian S, et al. Zoledronic acid versus placebo in the treatment of skeletal metastases in patients with lung cancer and other solid tumors: a phase Ⅲ, double-blind, randomized trial-the zoledronic acid lung cancer and other solid tumors study group. J Clin Oncol, 2003, 21 (16): 3150-3157.

9. Ross JR, Saunders Y, Edmonds PM, et al. A systemic review of the role of bisphosphonates in metastatic disease. Health Technology Assessment, 2004, 8 (4): 1-176.

10. Major P, Lortholary A, Hon J, et al. Zoledronic acid is superior to pamidronate in the treatment of hypercalcemia of malignancy: a pooled analysis of two randomized, controlled clinical trials. J Clin Oncol, 2001, 19 (2): 558-567.

11. Heidenreich A, Ohlmann CH. Ibandronate: its pharmacology and clinical efficacy in the management of tumor-induced hypercalcemia and metastatic bone disease. Expert Rev Anticancer Ther, 2004, 4 (6): 991-1005.

12. Pecherstorfer M, Steunhauer EU, Rizzoli R, et al. Effica-

cy and safety of ibandronate in the treatment of hypercalcemia of malignancy：a randomized multicentric comparison to pamidronate. Supp. Care Cancer，2003，11（8），539 -547.
13. Bloomfield DJ. Should bisphosphonates be part of the standard therapy of patients with multiple myeloma or bone metastases from other cancers? An evidence-based review. J Clin Oncol，1998，16（3）：1218 - 1225.
14. Ernst SD，MacDonald N，Paterson A，et al. a double blind，crossover trial of intravenous clodronate in metastatic bone pain. J Pain Symptom Manage，1992，7（1）：4 -11.
15. Robertson AG，Reed NS，Ralston SH. Effect of oral clodronate on metastatic bone pain：a double blind，placebo controlled study. J Clin Oncol，1995，13（9）：2427 - 2430.
16. 万冬桂，李佩文，贾立群，等．博宁预防乳腺癌骨转移疼痛的临床观察．中国肿瘤临床，2002，29（1）：68 - 69.
17. 胡允平，潘祖玉，缪承禧，等．骨膦胶囊治疗恶性肿瘤骨转移．中国新药与临床杂志，1998，17（1）：52 - 53.
18. 王琳，秦叔逵，陈映霞，等．国产因卡膦酸二钠治疗骨转移癌疼痛的Ⅱ期临床试验．临床肿瘤学杂志，2003，8（3）：204 - 207.
19. 陈映霞，秦叔逵，王琳，等．依班膦酸钠治疗骨转移癌疼痛的随机对照临床研究．临床肿瘤学杂志，2002，7（1）50 - 51.
20. 李文举，周美珍，许佩珉．骨膦治疗恶性肿瘤溶骨性转移骨痛 47 例临床报告．中国肿瘤临床与康复．1999，6（1）：84 - 85.
21. 张永强，伍建宇，赵云博，等．帕米膦酸二钠治疗恶性肿瘤骨转移疼痛．中国新药杂志，1999，8（6）：394－396.
22. 李金瀚，李卫东，李黎波，等．骨膦在恶性肿瘤骨转移中的应用．第一军医大学学报，1996，16（4）：341－342.
23. Lung Caner：In the new millennium，San Diego，2006.
24. Loading dose ibandronate in rapid pain management of metastatic bone disease（MBD），Journal of Clinical Oncology，2006 ASCO Annual Meeting Proceedings Part I. Vol 24，No. 18S（June 20 Supplement），2006：18580.
25. Rosen LS，Gordon DH，Tchekmedyian NS，et al. Long-term efficacy and safety of zoledronic acid in the treatment of skeletal metastases in patients with nonsmall cell lung carcinoma and other solid tumors. Cancer，2004，100（1）：2613－2621.
26. Body JJ. Bisphosphonates for malignancy-related bone disease：current status，future developments. Support Care Cancer，2006，14（5）：408－418.
27. Hirsh V，Major PP，Lipton A，et al. Zoledronic acid and survival in patients with metastatic bone disease from lung cancer and elevated markers of osteoclast activity. J Thorac Oncol，2008，3（3）：228－236.
28. Mehrotra B. Safety profile of intravenous bisphosphonates. Semin Oncol，2007，34（suppl 4）：S24－S27.
29. Berenson JR.，Hillner BE，Robert A. et al. American society of clinical oncology clinical practice guidelines：the role of bisphosphonates in multiple myeloma. J Clin Oncol，2002，20（17）：3719－3736.
30. Berenson JR. Recommendations for zoledronic acid treatment of patients with bone metastases. Oncologist，2005，10（1）：52－62.

第4章

双膦酸盐治疗多发性骨髓瘤骨病专家共识

执笔：马 军 邱录贵 李 娟 于 力
周道斌 侯 建 沈志祥
指导：孙 燕

一、前言

多发性骨髓瘤（multiple myeloma，MM）骨病是指由于骨骼破坏导致的病理性骨折、压缩性骨折、高钙血症以及骨痛。多发性骨髓瘤骨病是多发性骨髓瘤最常见的并发症之一，但长期以来多发性骨髓瘤骨病的诊断与治疗没有得到临床医师的足够重视，同时国内也缺乏多发性骨髓瘤骨病的诊治指南，导致多发性骨髓瘤骨病的诊治不规范。本共识建立的目的就是建立国内相对统一和规范的多发性骨髓瘤骨病的诊断标准、治疗原则，提高我国多发性骨髓瘤骨病的诊治水平。

参照相关指南（共识）的制定，本共识的产生将遵循以下原则：

• 多学科的专家参与：血液科、放射科及同位素室、生物统计、医药界代表等；

• 通过回顾公开发表的文献（到 2010 年 6 月为止）和药厂提供的处方资料起草；

• 根据文献或资料的可信等级确定本共识；

• 对现有资料不足但临床意义较大的问题采用“专家共识”的方法解决。

二、多发性骨髓瘤骨病的概述

多发性骨髓瘤是骨病发生率最高的疾病之一，其发生率可达 70%～95%[1]。

• 多发性骨髓瘤的发生率国内目前无确切的流行病学资料，美国每年的发病率为 4/100000～5/100000；

• 中位生存时间 6～54 个月；

• 其病因主要是 RANK/RANKL 系统的平衡被打破，导致大量破骨细胞激活因子释放增加，如白细胞介素（IL）-1β、肿瘤坏死因子（TNF）α 和 β、甲状旁腺相关蛋白（PTHrP）、肝细胞生长因子（HGF）、IL-6 等；

• 约 2/3 的多发性骨髓瘤患者因骨痛而就诊；

• 20%～30%的患者出现高钙血症的症状，如乏力、恶心等。

三、多发性骨髓瘤骨病的诊断

多发性骨髓瘤骨病的临床表现包括病理性骨折、压缩性骨折、高钙血症以及骨痛。实验室检查包括影像学发现弥漫性的骨量减少、局灶的溶骨性改变、骨折；生化检查发现骨形成或重吸收的标记异常；骨密度测定及骨组织计量学发现骨质减少。

多发性骨髓瘤骨质损害后并没有新骨的形成，即使在抗肿瘤治疗取得良好疗效时，患者的骨并发症仍然持续存在。因此，早期发现可能引起骨折或脊髓压迫的骨损害对于应用预防性手术或放疗具有积极的指导作用。

多发性骨髓瘤骨病的诊断

对怀疑有多发性骨髓瘤骨病的患者推荐进行以下的检查，以帮助明确诊断：

1. 普通 X 线摄片：对颅骨、肋骨、脊柱、骨盆及四肢长骨进行普通 X 线摄片是诊断骨病的常规标准检查。

2. 放射性核素骨扫描（ECT）检查：在多数病例，骨扫描没有必要作为多发性骨髓瘤骨病的常规检查，但对于肋骨、椎体及胸骨的骨损害比较敏感。

3. 18F-氟脱氧葡萄糖正电子发射断层扫描（18-FDG PET）：比普通 X 线更敏感。

4. （核）磁共振（MRI）：比普通 X 线更敏感，有助于病变定位、脊髓压迫的确诊。

证据级别：Ⅱ　推荐级别：A

多发性骨髓瘤骨病的影像学评价方法包括 X 线平片、CT、放射性核素骨扫描（ECT）、MRI、PET-CT 骨扫描等，其中诊断评估骨病的常规标准检查是全身的 X 线平片。这些检查各有其优缺点：

X 线平片：在普通 X 线检查中多发性骨髓瘤既可表现为局部的溶骨改变，也可为广泛的骨质疏松。确切的诊断依据是多发溶骨改变和（或）伴有骨折的严重骨质疏松。普通 X 线检查难以发现早期病变，约 20%普通 X 线检查阴性的患者，通过其他检查可发现骨髓瘤活动的证据[2]。

CT扫描：CT扫描不仅可发现早期骨质破坏，而且可发现病程中出现的溶骨病变[3]。但CT扫描不能区分陈旧骨质破坏病变部位是否存在着骨髓瘤的活动。

ECT检查：ECT能一次显示全身骨骼，较普通X线检查敏感。但其特异性不高，任何原因引起的骨质代谢增高均可导致示踪剂聚集征象，需注意鉴别。

MRI检查：MRI检查能发现骨髓瘤的骨髓浸润，尤其是脊椎骨部位。在可疑溶骨部位或骨质疏松部位的骨髓浸润的判断上，MRI具有重要的诊断意义[4]，但MRI主要反映的是骨髓瘤的骨髓浸润，并不是直接发现骨质破坏[5]。

PET检查：PET检查不仅可有效地检查出骨髓瘤的活动，而且是全身范围的扫描。因PET可检测骨髓瘤的活动，CT扫描能发现骨质破坏，PET-CT是检测多发性骨髓瘤伴骨骼破坏的良好手段，但因其价格昂贵，仅在必要时应用。

有条件的单位可以开展骨吸收与骨形成的标记以及骨密度检测用于多发性骨髓瘤骨病诊断的研究和应用[6-7]。

四、多发性骨髓瘤骨病的治疗

多发性骨髓瘤骨病的治疗包括化疗、双膦酸盐类药物治疗、局部放疗、手术治疗以及止痛。此外，除非脊柱骨折的急性期，一般不建议患者绝对卧床，否则更容易发生脱钙，应鼓励患者进行适当的活动，如步行和游泳等，但应避免剧烈运动或对抗性运动。有脊柱病变的患者应卧加有软垫的硬板床，预防脊柱骨折导致的脊髓压迫。

（一）化疗

治疗多发性骨髓瘤骨病

对于多发性骨髓瘤骨病，建议使用双膦酸盐，也可以和止痛药、化疗、放射治疗合并使用。

证据级别：Ⅱ　**推荐级别：**A

标准化、规范化的化疗是治疗多发性骨髓瘤骨病的基础和最重要的部分。通过化疗，延缓多发性骨髓瘤骨病的病理进程，避免骨质破坏的进一步加重，达到治疗骨病的作用。许多患者在接受化疗后，骨痛可以明显减轻。

1. 双膦酸盐　多个临床研究已证实双膦酸盐虽然在非椎体骨折及高钙血症的发生率上没有统计学意义，但可以有效地减少多发性骨髓瘤的骨骼并发症，减少椎骨骨折的发生和缓解骨痛。

（1）适应证

1）平片显示溶骨性改变

对于经平片证实有溶骨性破坏的多发性骨髓瘤患者，推荐予以每月一次双膦酸盐。常用双膦酸盐的剂量和用法见表4-1。

表 4-1　常用双膦酸盐的推荐用法

种类	用法	剂量	滴注时间
氯屈膦酸盐	口服或静脉	1600mg/d 或 300mg/d，5 天/月	持续至少 2h
帕米膦酸盐	静脉	90mg/月	持续至少 2h
唑来膦酸	静脉	4mg/月	持续至少 15min

2）骨平片或骨无机质密度测量提示骨量减少

目前尚无关于这方面应用的临床研究，但考虑到骨质疏松往往是骨髓瘤骨病的最初表现，因此对于这部分患者，仍然推荐使用双膦酸盐。但若骨平片没有提示骨量改变，则不推荐使用。

3）高钙血症

中、重度高钙血症（校正后血钙≥2.9mmol/L）需立刻使用双膦酸盐，并同时静脉水化，必要时加用呋塞米。

4）孤立性浆细胞瘤

不推荐使用。

5）未定性单克隆丙种球蛋白血症（MGUS）

不推荐使用。

（2）疗程

建议从多发性骨髓瘤骨病确诊后就开始使用，总疗程建议持续 2 年以上，直至出现明显副作用或患者体力状态出现明显下降[8]。

（3）双膦酸盐的选择　目前在多发性骨髓瘤研

究较多的双膦酸盐主要有氯屈膦酸盐、帕米膦酸钠和唑来膦酸等。它们各自的优缺点与使用的方便程度、不良反应和成本有关。应综合上述优缺点使用，尤其应注意肾毒性和潜在的下颌骨坏死的可能。

2010年ASCO以及EHA大会接连公布了英国医学研究理事会（MRC）骨髓瘤IX试验中双膦酸盐治疗疗效和安全性的数据。MRC IX研究是一项大型、多中心、多重比较、随机的Ⅲ期临床研究，研究目的不仅是评估沙利度胺加入诱导化疗以及维持治疗中是否能够获益，同时也比较了化疗基础上唑来膦酸与氯屈膦酸二钠的治疗疗效。该研究入组了1970例新诊断多发性骨髓瘤的患者（ISS分期Ⅰ、Ⅱ、Ⅲ），其中1960例患者可评估。在接受化疗的基础上随机分为2组：接受唑来膦酸（每月静脉注射4mg）或者氯屈膦酸二钠（每天口服1600mg）治疗至少至疾病进展。研究主要终点为无进展生存（PFS）、总生存（OS）、总体缓解率（ORR），研究次要终点包括骨相关事件（发生SREs的患者比例，至首次SREs时间）以及安全性和生活质量。中位3.7年随访结果显示，唑来膦酸比氯屈膦酸二钠能明显减少SREs发生风险（$P=0.0004$），改善无进展生存（$P=0.0179$）和总生存（$P=0.0118$），校正SREs后总生存仍然获益（$P=0.0178$）。同时唑来膦酸比氯屈膦酸二钠能更多地减少新发溶骨病灶和获得更高的缓解率。安全性数据显示唑来膦酸与氯屈膦酸二钠不良事件发生率相当。因此，该研究首次证实了在双膦酸盐头对头研究中，唑来膦酸优于氯屈膦酸二钠，同时也支持了唑来膦酸的抗肿瘤作用[9,10]。

2. 局部放疗

对化疗和双膦酸盐治疗后仍无法缓解的顽固性疼痛、椎体不稳、即将发生的病理性骨折和脊髓压迫，可采用局部放疗，可以有效地迅速缓解骨病和软组织病变的疼痛[11,12]。单次放疗（通常是 8Gy）的作用与分次放疗作用相仿。对长骨骨折的患者来说，局部放疗可以有效控制疼痛，并有可能促进骨折愈合[13]。

建议：可用于治疗顽固性疼痛、已发生或即将发生的病理性骨折，推荐剂量为 8～10Gy/次。

（二）手术治疗

若出现长骨骨折、脊髓压迫或椎体不稳等情况，可能需要矫形外科协助治疗。对发生长骨病理性骨折的患者，可行骨内固定术。若由于脊椎压缩性骨折引起腰背部持续性疼痛，经化疗、放疗和双膦酸盐等保守治疗后缓解不明显时可考虑行椎骨成形术或椎体后突成形术。

1. 椎体成形术　椎体成形术是在局麻和轻度镇静剂的作用下，在 X 线投射引导下将聚甲基丙烯酸酯或等量的生物材料经皮注入椎体。可以同时行几个椎体成形术。这个方法可以缓解骨痛和增加骨强度，但不能恢复椎骨高度[13]。

2. 椎体后凸成形术　椎体后凸成形术是一种新的有效的缓解骨痛的方法。这个方法是经皮将一个扩张小球囊注入椎体内，使椎体恢复原来高度，将球囊取出并注入骨水泥填充空洞。这个方法可以重塑椎体高度，从而不仅能够有效地缓解急性疼痛，还能改善被压缩的椎体的结构完整性[13]。但此方法难度大、风险较高，需要慎重选择。

建议：

A. 长骨骨折需要行固定术。

B. 若出现持续性腰背疼痛，可考虑行椎骨成形术或椎体后突成形术，但手术者必须经过培训且熟练该技术。

3. 止痛剂的使用　若患者出现严重疼痛时需选择止痛药物。止痛药的用药剂量应作为临床治疗正式记录的一部分。这些记录可以作为疼痛治疗评估的一个半定量指标。止痛药需求的减少往往意味着治疗有效。处方类止痛药的应用应遵照世界卫生组织的“止痛阶梯”原则，但尽量避免使用或要小心使用非甾体类抗炎药，因为它们有肾功能损害及胃肠道刺激等副作用[14]。

五、双膦酸盐治疗多发性骨髓瘤骨病的毒副作用及安全性

双膦酸盐类药物常见的副作用包括感冒样症状、胃肠道症状（主要是口服制剂）、眼部副反应、颌骨坏死、贫血、肾功能异常。其中颌骨坏死和肾损害尤其应引起临床医师的重视。

（一）肾功能损害

应用双膦酸盐药物可继发肾功不全的不良事件，肾毒性的发生率为9%～15%。Chang等报道从2001年8月到2003年3月，FDA不良事件报告系统（AERS）中的72例患者，有27人发生严重的肾功能不全需要透析治疗，18人死亡[15]。而且试验研究表明，肾毒性具有剂量和时间依赖性。目前认为继发于急性肾小管损伤是肾毒性的一个发病机制。因此推荐每次使用双膦酸盐前以及在用药过程中需要动态监测肾功能，尤其是在每次给药前要保持水化状态，根据肌酐清除率调整药物剂量。

用药过程的监测

1. 对于血清肌酐<3mg/dl的患者不需调整剂量；
2. 应避免滴注速度过快；
3. 建议所有患者均应定期（3～6个月）监测尿蛋白，如24小时尿蛋白>500mg应考虑停药，直到患者肾功能恢复正常。

证据级别： Ⅱ　**推荐级别：** A

James R Berenson在双膦酸盐应用的肾监测指南中指出首次注射使用双膦酸盐前7～10天应进行血肌酐的监测，以作为基线血肌酐，以后每次注射前应复查。当血肌酐升高超过基线水平的50%，或者正常基线血肌酐水平者升高≥0.5mg/dl（或绝对数值＞1.4mg/dl）或异常基线血肌酐水平者升高≥1.0mg/dl，治疗应暂停。直至血肌酐水平恢复到正常值10％范围内。但是，此过程通常需要数周甚至数月[16,17]。

在双膦酸盐使用过程中尽可能避免或减少使用可能损害肾功能的药物，这包括非甾体类抗炎药、沙利度胺、放射性造影剂等。如果不可避免，应在使用双膦酸盐24小时后使用，以避免出现肾衰竭的问题。

在多发性骨髓瘤的疾病进程中经常伴随着肾功能不全，有时候肾功能恶化到需要血液透析的程度，在这种情况如何使用双膦酸盐缺乏足够的相关资料。考虑到双膦酸盐的肾毒性，在长时间使用减量的双膦酸盐时亦需谨慎。

目前的操作指南如下[13,18-21]：

- 氯屈膦酸盐（clodronate）：如果肌酐清除率介于10～30ml/min，剂量减半；如果＜10ml/min，忌用。
- 帕米膦酸盐（pamidronate）：如果肾功能不全，输注速度减慢（20mg/h）。
- 唑来膦酸（zoledronic acid）：每次输注前，检测肌酐，确保水化；如果肌酐清除率介于60～30ml/min，根据产品说明书调整剂量；肌酐清除率＜30ml/min，禁用。

（二）双膦酸盐相关性颌骨坏死（osteonecrosis of the jaw，ONJ）

自从2003年首先报道了多发性骨髓瘤患者应用

双膦酸盐治疗后出现了缺血性颌骨坏死以来，目前全球范围内发生的下颌骨坏死已经达 368 例，国内仅有 3 例报道。文献报告长期使用双膦酸盐治疗的多发性骨髓瘤患者的 ONJ 发病率为 1.8%～12.8%。

在过去十年中，陆续有个案 ONJ 的报道，但人们并没有给予足够的重视，Marx 等 2003 年首次总结了 36 例 ONJ 患者的临床特点并警示了 ONJ 不断增加的流行病学趋势[22]。2005 年 Durie 等的调查显示，在应用唑来膦酸钠或帕米膦酸钠的患者中，分别有 10%和 4%的患者发生了 ONJ，其中 MM 患者的发生率最高[23]。另一项研究亦指出 7%的应用双膦酸盐的 MM 患者存在 ONJ，并指出了其临床特点和危险因素[24]，随后又有多篇相关文章相继报道了几百例 ONJ 的发生。我国亦有多例 ONJ 的相关报道，我国患者 ONJ 的临床特点和国外的报道相符[25,26]。尽管针对 ONJ 的报道日益增多，但绝大多数资料为病例报道和回顾性分析，报告的患病率差别很大，需要前瞻性的研究统计使用双膦酸盐的患者的 ONJ 发病情况。

1. 病理机制

致病机制仍然不十分明确，可能的解释有以下数点。

首先，双膦酸盐可抑制破骨细胞活性，进而抑制骨骼重塑。在成年脊椎动物，每隔十年，体内的总骨量要被完全替换一次。这种改变可以修复由于压力所造成的骨质破坏而且有利于保持适宜的血钙浓度从而维持细胞正常的生物学功能。这种破坏骨质的重吸收的完成主要依靠破骨细胞的活性。双膦酸盐可以抑制破骨细胞的活性，因此，在日常生活中被损坏的骨质不能被重吸收。在人类和动物中已经观察到长期应用双膦酸盐可引起骨骼重塑的抑制及老化骨单位矿化的增强，这种骨骼重塑的减少使得骨骼的微损害不能被及时修复，降低了骨骼的强度。Odvina 等研究了长期应用双膦酸盐患者的骨髓活检组织后提出，这些样本的骨质循环严重受抑，骨折的风险增加，而且可能引起延期愈合。基于这些研究，双膦酸盐对破骨细胞活性的影响可以抑制骨骼重塑，可能是颌骨坏死的原因之一。

其次，破骨细胞活性及骨骼重塑受抑进一步影响了新骨合成。新骨的形成在基本多细胞单位（small bone multicellular units）内进行，这些单位内含有细胞和血管，而应用双膦酸盐治疗的患者，由于破骨细胞重吸收被抑制，其基本多细胞单位的功能受损；而且在 MM 患者中，化疗、放疗及抗生素的应用增加了骨骼的负荷，因此，在这些功能不全的基本多细胞单位中形成的新骨较正常单位中形成的新骨脆性更大，并且更易形成微小骨折。

另外，双膦酸盐作为抗血管生成的药物已经有多年的历史。充足的血供对于新骨的形成是至关重要的，由于双膦酸盐不仅仅抑制骨骼的重塑，还改变骨内的血流供应和血管形成，这些都有利于骨坏死的发生。

2008 年，Sarasguete 报道了 ONJ 与基因有关；ONJ 患者基因易感性，CYP2C8 SNP 基因异常（表

4-2），主要内含子5的rs1934980、rs1341162，5’近基因区的rs17110453也与ONJ的发生率相关[27]。

表4-2 发生ONJ的基因易感性——CYP2C8 SNP rs1934951（intron 8）

	有ONJ	无ONJ
例数	**22**	**65**
杂合子	66%	25%
纯合子	75%	19%

2. 危险因素

美国口腔颌面外科学会（AAOMS）近期公布了三类导致ONJ的危险因素，分别为药物相关性因素、局部因素以及全身因素[28]。药物相关性因素主要是指双膦酸盐的药效、用量以及总疗程。在众多的危险因素中，药物相关性因素是至关重要的。静脉应用双膦酸盐的患者发生ONJ的风险增加。局部因素包括：①牙槽外科手术：如拔牙、牙周手术以及牙种植术。②口腔局部感染：如牙周脓肿。这类患者发生ONJ的几率亦明显增加。全身性因素包括：①高龄。②伴发癌症。③诊断癌症的同时发生骨质破坏或者骨质疏松。Bamias回顾性分析了252例应用双膦酸盐治疗的恶性肿瘤患者，发现MM患者发生ONJ的比例最高为9.9%，其次为前列腺癌患者(6.5%)，乳腺癌患者为2.9%[29]。由此可见，MM患者在静脉应用双膦酸盐治疗时出现ONJ的危险性更高，其他有待于进一步证明的因素还包括同时应用激素类药物、吸烟、饮酒以及药物治疗。

3. 临床特点

双膦酸盐所致的骨坏死最常累及的部位为上、下颌骨。近期亦有学者报道应用双膦酸盐治疗的 MM 患者发生了缺血性髋骨坏死，这说明了双膦酸盐相关的骨坏死并不仅仅发生于颌骨，而是一个系统性的骨骼并发症。这种并发症常首先发生于口腔，如果患者寿命足够长，这种骨坏死亦可发生于人体的其他骨骼。

典型的临床表现为继发于感染区域的骨质暴露，坏死骨质周围的牙龈和口腔黏膜发炎并有触痛。坏死骨质表面的微小骨折所产生的锐利边缘很容易使其周围的软组织和舌的外侧缘受伤，导致口腔溃疡和持续的疼痛。如果附近的牙齿患有牙周疾病，骨质坏死区域则很容易累及这些区域，最终导致牙齿松动而需拔牙。坏死区以外的骨质亦很容易受累，可表现为同急性骨髓炎类似的死骨形成，并失去神经支配。严重的病例会导致上颌骨或下颌骨的病理性骨折。

根据疼痛、骨质暴露及牙龈肿胀程度、对抗生素冲洗的反应、是否应用清创术及静脉抗生素，将 ONJ 分为三期（表 4－3）。Ⅰ期：骨质有暴露但无临床症状和软组织感染；Ⅱ期：骨质有暴露并且有相关的疼痛或肿胀或软组织感染；Ⅲ期：有病理性骨折且骨质有暴露，软组织感染不能被抗生素有效地控制。

表 4-3 颌骨坏死的临床分期

分期	临床表现
Ⅰ	骨暴露 无临床症状 无软组织感染
Ⅱ	骨暴露 有临床症状，如疼痛或肿胀 有或无软组织/骨感染
Ⅲ	病理性骨折 骨暴露 软组织感染

4. 诊断

当患者符合以下三条诊断标准时即可确诊：①正在进行或既往曾经进行过双膦酸盐的治疗。②持续 8 周以上的颌面骨质暴露，伴有疼痛、溢脓和肿胀。③既往未进行过颌骨放疗。对于骨质暴露未达 8 周的患者可疑诊为 ONJ，此类患者应密切随访以明确诊断。

5. 治疗与预防

一旦患者确诊为 ONJ，治疗目标以减轻疼痛，控制软组织感染以及阻止骨骼的继续损害为主。不同阶段的 ONJ 应采取不同的方式：Ⅰ期患者可进行保守治疗而不必行外科治疗，其目的是避免进一步的骨质损坏，应每日用抗生素冲洗口腔（如 0.12% 的氯己定）。Ⅱ期患者需要长期应用针对病原菌的抗菌药物治疗、镇痛治疗，加上与Ⅰ期患者相同的保守治疗。可选用青霉素类的抗生素，对于青霉素过敏者亦可选用甲硝唑、克林霉素、多西环素等。难治的复发的Ⅱ期患者可延长抗菌药物的应用时间或联合使用抗菌药物。Ⅲ期患者往往需要外科进行清创术或切除术来减少坏死的骨质，应采用死骨切除术以去除死骨骨片。同时还需要进行保守治疗，包括镇痛药的使用，针对病原菌选用口服或静脉输注抗菌药物。

对于发生 ONJ 后的双膦酸盐选择策略，目前还没有确切的文献推荐是否停用、继续应用或间断应用双膦酸盐治疗。由于双膦酸盐的代谢时间长，很长时间都会保持较高浓度，故目前还不能判定改变双膦酸盐的剂量、用药时间或类型是否可以影响 ONJ 的发生率，应根据患者使用双膦酸盐治疗的获益情况和风险情况进行具体分析。在发生 ONJ 后，用帕米膦酸钠代替唑来膦酸并延长间隔给药时间，也许可以起到一定作用。

目前尚缺乏针对 ONJ 有效的治疗方法，因此，ONJ 的预防就显得尤为重要了。Mehrotra 等推荐在开始进行双膦酸盐治疗之前，医生应该向患者告知应用双膦酸盐相关的并发症，并且评价患者是否具有发生 ONJ 的全身性因素[30]。同时，所有患者应该进行彻底的口腔检查和颌面 X 线片的检查，完成所有侵入性的口腔科操作，保持最佳的口腔卫生，牙科医生定期随访。一旦开始进行静脉双膦酸盐的治疗，应尽量避免侵入性的口腔科操作，观察患者是否存在口腔溃疡、口腔软组织肿胀以及坏死骨质暴露。然而，当双膦酸盐治疗过程中患者出现牙科问题必须进行牙科手术时，应当尽量保守处理，减小手术操作范围，另外加用抗菌药物有助于预防 ONJ 发生。一些研究者推荐在进行口腔侵入性操作前的 1～3 个月，暂时停用静脉双膦酸盐，当口腔内伤口愈合后再继续双膦酸盐的治疗。尽管这种短暂的停药并不能改变骨坏死的状况，但是可以消除双膦酸盐的抗血管形成作用从而帮助软组织愈合。对于口服双膦酸盐的患者，由于此类双膦酸盐的药效较低，牙周手术并不是绝对禁忌。AAOMS 推荐对于此类患者，若应用双膦酸盐的时间不足三年、并且没有任何危险因素时，这些病人可以和常规患者一样进行牙周手术。若应用双膦酸盐的时间不足三年但患者同时服用激素类药物，或者应用双膦酸盐的时间超过三年，在进行牙周手术前应停用双膦酸盐至少三个月。

尽管 ONJ 在 MM 患者中发生率不高，可是一旦发生将严重影响 MM 患者的生存质量和总体治疗效果，因此对于应用双膦酸盐的患者，尤其是静脉应用双膦酸盐的患者应格外注意 ONJ 的发生。由于目前还没有针对 ONJ 的标准治疗方案，我们更应该强调通过保持良好口腔卫生，定期口腔检查，避免侵入性操作来预防 ONJ 的发生。

参考文献

1. Coleman RE. Metastatic bone disease：clinical features，pathophysiology and treatment strategies. Cancer Treat Rev，2001，27（3）：165－176.
2. Durie BG，Waxman AD，D'Agnolo A，et al. Whole-body（18）F-FDG PET identifies high-risk myeloma. J Nucl Med，2002，43（11）：1457－1463.
3. Horger M，Glaussen CD，Bross-Bach U，et al. Whole-body

low-dose multidetector row-CT in the diagnosis of multiple myeloma: an alternative to conventional radiography. Eur J Radiol, 2005, 54 (2): 289-297.

4. Walker R, Barlogie B, Haessler J, et al. Magnetic resonance imaging in multiple myeloma: diagnostic and clinical implications. J Clin Oncol, 2007, 25 (9): 1121-1128.

5. Zamagni E, Nanni C, Patriarca F, et al. A prospective comparison of 18F-fluorodeoxyglucose positron emission tomography-computed tomography, magnetic resonance imaging and whole-body planar radiographs in the assessment of bone disease in newly diagnosed multiple myeloma. Haematologica, 2007, 92 (1): 50-55.

6. Bataille R, Chappard D, Basle M. Excessive bone resorption in human plasmacytomas: direct induction by tumor cells in vivo. Br J Haematol, 1995, 90 (3): 721-724.

7. Abildgaard N, Brixen K, Kristensen JE, et al. Assessment of bone involvement in patients with multiple myeloma using bone densitometry. Eur J Haematol, 1996, 57 (5): 370-376.

8. Terpos E, Sezer O, Croucher PI, et al. The use of bisphosphonates in multiple myeloma: recommendations of an expert panel on behalf of the European Myeloma Network. Ann Oncol, 2009, 20 (8): 1303-1317.

9. Gareth J. Morgan. Amercian Society of Clinical Oncolgy Anuual Meeting 2010 abstract 8021.

10. Gareth J. Morgan. European Hematology Association Annual Meeting 2010 abstract 8021.

11. Bosch A, Frias Z. Radiotherapy in the treatment of multiple myeloma. Int J Rad Onc Biol Phys, 1988, 15 (5):

1363-1369.

12. Adamietz IA, Schober C, Schulte RWM, et al. Palliative radiotherapy in plasma cell myeloma. Radiother Oncol, 1991, 20 (2): 111-116.

13. Smith A, Wisloff F, Samson D, et al. Guidelines on the diagnosis and management of multiple myeloma 2005. Br J Haematol, 2006, 132 (4): 410-451.

14. Niscola P, Arcuri E, Giovannini M, et al. Pain syndromes in haematological malignancies: An overview. Hematol J, 2004, 5 (4): 293-303.

15. Chang JT, Green L, Beitz J. Renal failure with the use of zoledronic acid. N Engl J Med, 2003, 349 (17): 1676-1679.

16. Berenson JR, Hillner BE, Robert A, et al. American society of clinical oncology clinical practice guidelines: the role of bisphosphonates in multiple myeloma. J Clin Oncol, 2002, 20 (17): 3719-3736.

17. Berenson JR. Recommendations for zoledronic acid treatment of patients with bone metastases. Oncologist, 2005, 10 (1): 52-62.

18. Body JJ, Diel IJ, Lichinitser MR, et al. Intravenous ibandronate reduces the incidence of skeletal complications in patients with breast cancer and bone metastases. Ann Oncol, 2003, 14 (9): 1399-1405.

19. Bell R, Diel IJ, Body J, et al. Renal safety of ibandronate in patients with bone metastases from breast cancer: phase III trial results. Eur J Cancer Supplements, 2004, 2 (3): 132.

20. Body JJ, Diel IJ, Lichinitzer M, et al. Oral ibandronate reduces the risk of skeletal complications in breast cancer pa-

tients with metastatic bone disease: results from two randomised, placebo-controlled phase III studies. Br J Cancer, 2004, 90 (6): 1133-1137.

21. Lucia Antras, Michael Smith, Maureen Neary, et al. Presental at the 8th Valedictory Workshop on Bisphosphonates: Davos, Switzerland, March 22-24, 2006.

22. Marx RE. Pamidronate (Aredia) and zoledronate (Zometa) induced avascular necrosis of the jaws: a growing epidemic. J Oral Maxillofac Surg, 2003, 61 (9): 1115-1117.

23. Durie BG, Katz M, Crowley J. Osteonecrosis of the jaw and bisphosphonates. N Engl J Med, 2005, 353: 99-102.

24. Badros A, Weikel D, Salama A, et al. Osteonecrosis of the jaw in multiple myeloma patients: clinical features and risk factors. J Clin Oncol, 2006, 24: 945-952.

25. 李娟，赵莹，黄蓓晖，等．双膦酸盐致下颌骨坏死一例. 中华血液学杂志，2008，29 (4)：242.

26. 李利红，吴学宾，陈文明，等. 多发性骨髓瘤患者使用双磷酸盐引起颌骨坏死二例．中华血液学杂志，2008，29 (4)：278.

27. Sarasquete E. Bisphosphonate related osteonecrosis of the jaw is associated with polymorphisms of the cytochrome P450 CYP2C8 in multiple myeloma: a genome wide single nucleotide polymorphism analysis. Haematologica, 2008, 93 (s1): 74.

28. Migliorati CA, Casiglia J, Epstein J, et al. Managing the care of patients with bisphosphonate-associated osteonecrosis: an American Academy of Oral Medicine position paper. J Am Dent Assoc, 2005, 136: 1658-1668.

29. Bamias A. Osteonecrosis of the jaw in cancer after treat-

ment with bisphosphonates：incidence and risk factors. J Clin Oncol，2005，23 (34)：8580－8587.

30. Mehrotra B，Ruggiero S. Bisphosphonate complications including osteonecrosis of the jaw. Hematology Am Soc Hematol Educ Program，2006，525：356－360.

第 5 章

前列腺癌骨转移临床诊疗专家共识

执笔：马建辉　寿建忠

一、概述

在前列腺癌疾病的发展过程中，至少有 65%～75%的患者将发生骨转移[1-2]。在死于前列腺癌的患者中，有 85%～100%存在骨转移[3]。目前国内尚无确切的统计资料，但前列腺癌患者初诊时骨转移却较常见，发生率甚至高达 85%[4]。前列腺癌骨转移可导致患者骨痛、病理性骨折等骨相关事件（skeletal related events，SREs）的发生。去势治疗（androgen deprivation therapy，ADT）可加速骨质丢失，进一步增加 SREs 的发生率。SREs 的发生不仅增加了治疗费用，也严重影响患者的生活质量，甚至降低生存率[1]。现已证实，ADT 联合应用双膦酸盐类药物可减少并延缓前列腺癌骨转移患者骨相关并发症的发生，延长患者生存期。我们参考国家综合癌症网络[5]和欧洲泌尿外科协会[6]以及中华泌尿外科学会制订的《前列腺癌诊治指南》[7]编写了《前列腺癌骨转移临床诊疗专家共识》（2008 年版），所推荐的治疗方案具有Ⅲ级以上证据水平。根据国内外研究的最新进展，我们对 2008 年版《前列腺癌骨转移临床诊疗专家共识》进行了修订，制定了《前列腺癌骨转移临床诊疗专家共识》（2010 年版）。

二、前列腺癌骨转移的临床表现

前列腺血管与椎静脉丛（Batson 丛）有广泛的

交通，因此前列腺癌的骨转移好发于脊椎、骨盆、肋骨和长骨近端等部位，以中轴骨骨转移为主，且往往表现为多灶性转移[3-4]。前列腺癌骨转移病灶主要是成骨性病变（约占95%），其次为混合性（约占5%），而单纯溶骨性转移少见[8]。但转移性骨病变组织经病理学检查，常发现成骨和溶骨性病变并存[9]。约80%伴有骨转移的患者无相关临床表现，仅有18.5%的骨转移患者出现骨痛、病理性骨折、肢体活动障碍、脊髓压迫和高钙血症（校正后血清钙浓度≥2.7mmol/L）等[10]。患者通常在确诊前列腺癌转移后的10个月左右出现首次SREs[11]，急性SREs可能严重影响患者的生活质量（QoL）[12]，合并病理性骨折的前列腺癌患者的生存期较短[13]。伴有中度至重度高钙血症（校正后血清钙>3.0 mmol/L）的患者可出现致死性心律失常和肾衰竭[1]。

三、前列腺癌骨转移的诊断

（一）前列腺癌骨转移的高危因素

初诊的前列腺癌患者具有以下任何一项指标均可视为骨转移的高危人群[14]，需进行骨转移的相关检查（推荐分级B）：

1. 伴有骨痛或病理性骨折；
2. PSA ≥20 ng/ml；
3. 碱性磷酸酶升高；
4. 高钙血症；
5. Gleason 评分≥8分；

6. 临床分期≥T3期。

(二) 诊断方法

1. 放射性核素骨显像 放射性核素骨显像是诊断骨转移的首选检查方法，推荐对具有前列腺癌骨转移高危因素的患者常规进行放射性核素骨显像检查（推荐分级B）[5-6,14]。由于放射性核素骨显像检查有2%～19.2%的假阳性率和8%～12%的假阴性[15-17]，我们建议对放射性核素骨显像检查发现放射性浓聚或稀疏的病灶区进行X线、MRI或CT检查，如能证实存在骨质破坏征象，则可以确定骨转移；但无骨质破坏征象也不能除外骨转移，需定期随诊检查，以帮助临床诊断或除外骨转移。

2. X线平片 骨X线平片诊断骨转移的敏感性低，常比放射性核素骨显像晚3～6个月发现骨转移灶，故骨X线平片不作为常规检查项目。但X线平片诊断骨转移的特异性高，可以对其他影像学检查所发现的骨质异常进行进一步的确认，同时可根据骨质破坏程度评价病理性骨折的风险[18]。

3. CT和MRI检查 CT和MRI扫描检查常作为放射性核素骨显像检查阳性患者的确证性检查方法。对伴有脊柱神经压迫症状的患者也可首选MRI检查。

4. 其他检查方法 PET或PET-CT检查诊断骨转移虽特异性高，但费用高。CT引导下骨穿刺活检为有创性检查。因此不推荐常规应用这两种诊断方法[18,19]。

四、前列腺癌骨转移的治疗

对前列腺癌骨转移患者的治疗，应建议患者采纳可降低骨质丢失的生活方式。① 饮食方面：对无高钙血症的患者建议进食高钙食物（如乳品、绿叶蔬菜）和（或）补充钙剂，每日钙摄入量约 1200 mg。在补充钙的同时，建议患者可通过每天日晒 15 至 30 分钟和进食富含维生素 D 的食物（如富含脂类的鱼、油、肝、强化乳品和谷类）补充每日维生素 D 的摄入量或直接补充维生素 D（400～800 IU/d）。② 加强锻炼：可根据健康状态和年龄选择适当的负重性体力锻炼，以增强骨骼和肌肉的强度。③ 改变不良生活习惯：如戒烟、降低饮酒量、避免咖啡因的摄入。

依据前列腺癌对内分泌治疗的敏感程度将前列腺癌分为激素敏感型和激素抗拒型，两种类型的治疗原则存在差异。

（一）激素敏感型前列腺癌骨转移的治疗

对于激素敏感型前列腺癌骨转移患者，一线内分泌治疗是其主要的治疗手段[20]。晚期前列腺癌一线内分泌治疗的方案有 ADT（包括手术去势和药物去势）、抗雄激素药物治疗和联合阻断雄激素治疗（combined androgen blockade，CAB）[5]。ADT 可加速骨质丢失，引起骨质疏松。内分泌治疗联合双膦酸盐类药物可保护患者骨健康，降低激素敏感型前列腺癌骨相关事件的发生率（证据水平为Ⅰb）[21-28]。

最近的研究进一步证实，应用双膦酸盐类药物可以提高前列腺癌骨转移患者的总体生存率[29]。因此，推荐使用双膦酸盐类药物治疗激素敏感型前列腺癌骨转移（推荐分级为 A 级）。对于已出现脊髓压迫症状但未瘫痪的患者，建议对骨病变进行放射治疗的同时进行内分泌治疗；而对已发生病理性骨折的患者，在开始内分泌治疗后，可考虑手术复位固定[30]。

鉴于 ADT 可引起骨质疏松，对无高钙血症的患者，建议补充维生素 D 和钙片[31]。推荐选用双膦酸盐类药物预防内分泌治疗相关的骨质丢失（推荐分级 A）。

推荐选用双膦酸盐治疗前列腺癌患者的高钙血症（推荐分级 B）。

（二）激素抗拒型前列腺癌骨转移的治疗

约有 30％的晚期前列腺癌对内分泌治疗不敏感，而且激素敏感型前列腺癌患者经 12～18 个月内分泌治疗后往往转变为雄激素非依赖型前列腺癌（androgen independent prostate cancer，AIPC）[21]和激素抗拒型前列腺癌（hormone-refractory prostate cancer，HRPC）。AIPC 或 HRPC 骨转移有效的治疗手段主要包括化疗、双膦酸盐，此外还应有支持治疗以及姑息对症治疗。

目前的研究显示以泰索帝（紫杉特尔）为基础的化疗方案可以延长 HRPC 患者的生存时间[32-35]。因此，我们建议对于激素抗拒型前列腺癌患者，可以采用以多西紫杉醇为主的一线化疗方案（推荐分级为 A 级）。对一线化疗方案治疗失败的患者可建议患者参加新药的临床试验治疗研究。

（三）前列腺癌骨转移骨痛的治疗

对激素敏感型前列腺癌患者或初诊的前列腺癌骨转移伴骨痛的患者应首选一线内分泌治疗联合双膦酸盐类药物治疗，对 HRPC 伴有骨痛的患者应考虑双膦酸盐、局部放疗、止痛药物、骨科手术以及核素治疗。

1. 双膦酸盐类药物治疗　双膦酸盐可有效预防或延缓 HRPC 骨转移引起的 SREs（证据水平 Ⅰb）[36-37]，推荐对 HRPC 骨转移的患者，在应用其他方案治疗的同时加用双膦酸盐药物（推荐分级 A）：具体用药方法如下：

氯屈膦酸盐口服 1600mg/d，连续应用；或氯屈膦酸盐注射液 300mg 加入 500ml 不含钙的生理盐水或葡萄糖溶液中每天静滴一次，静滴时间＞2 小时，连续 5 天。每3～4 周重复一次。

帕米膦酸盐 90mg 加入 500ml 不含钙的生理盐水或葡萄糖溶液中每天静滴一次，静滴时间＞2 小时，每 3～4 周重复一次。

唑来膦酸 4mg 加入 500ml 不含钙的生理盐水或葡萄糖溶液中每天静滴一次，静滴时间＞15 分钟。每 3～4 周重复一次。

双膦酸盐类药物的安全性良好，不良反应发生率较低，可以长期应用。不同类型的双膦酸盐的不良反应有所不同，含氮类双膦酸盐最常见的不良反应是流感样症状（约 9%），包括骨痛、发热、疲乏、寒战以及关节痛和肌痛。口服含氮类双膦酸盐的不良反应还有食管炎、恶心呕吐，通常为轻度。由于静脉输注双膦酸盐类药物可导致肾损害，因此所有静脉应用双膦酸盐的患者在用药前都需要进行肾功能检测。当血清肌酐≥正常值的 2 倍或正常的基础血肌酐水平（<1.4mg/dl）增加≥0.5mg/dl 或异常的基础血肌酐水平（≥1.4mg/dl）增加≥1.0mg/dl 时，应该暂停治疗，直到血肌酐水平恢复到正常值范围内。如果 4～8 周内无法恢复，应该停用双膦酸盐。长期静脉输注含氮类双膦酸盐（帕米膦酸二钠及唑来膦酸）可导致颌骨坏死。拔牙或其他牙科手术史、戴假牙、同时使用抗血管药物是应用双膦酸盐类药物的患者出现颌骨坏死的相关因素。

2. 局部放疗　体外姑息性局部放疗是前列腺癌骨转移局部止痛治疗的有效方法，可有效控制前列腺癌的局限性骨痛，使 70%的患者疼痛缓解。建议体外照射放疗主要用于治疗前列腺癌单发骨转移和多发骨转移疼痛明显的部位。

3. 止痛治疗　止痛药物治疗是缓解前列腺癌骨转移疼痛的主要方法之一。止痛药物治疗应遵循 WHO 癌症治疗基本原则进行：首选口服及无创给药途径，遵照阶梯给药、按时给药和个体化给药的原则，同时注意具体细节[38]。

4. 骨科手术　外科手术治疗骨转移的方法主要有固定术、置换术和神经松解术。在前列腺癌骨转移的治疗中，手术治疗可选择性地用于伴有病理性骨折或脊髓压迫的患者。由于病理性骨折很难愈合，大多数患者在接受放射治疗前需要首先进行内固定手术。而对脊髓压迫的患者，可采用局部放疗和（或）外科减压以及椎体固定术以避免神经损伤，保存或恢复肢体和膀胱等功能。

5. 核素治疗　核素治疗是前列腺癌骨转移的一种有效减轻疼痛、改善症状的治疗手段[39]。^{89}Sr和^{153}Sm两者均被美国FDA批准用于治疗成骨性骨转移，两者治疗前列腺癌骨转移所致的疼痛疗效相似，约为60％～80％，但在疼痛缓解时间、毒副作用、重复应用的时间间隔等方面不同。部分患者在接受核素治疗后2～3天疼痛加重，这往往预示核素治疗有良好的疗效。核素治疗最常见的副作用为骨髓抑制。

五、前列腺癌骨转移治疗后的随访

前列腺癌骨转移患者一线内分泌治疗开始后，如患者接受了抗雄激素药物治疗即CAB方案，推荐治疗开始后3个月应每月检查肝功能，如肝功能连续无异常后可每3个月检查1次。推荐每3个月对晚期前列腺癌患者进行随访。随访项目包括体格检查、血PSA、肝和肾功能、碱性磷酸酶等。病情稳定者不推荐常规行影像学检查。对内分泌治疗过程中患者出现PSA升高或出现新的临床症状者，建议行骨扫描、超声检查、胸片或CT等影像学检查，并制定个体化随访方案。

六、前列腺癌骨转移治疗流程图

前列腺癌骨转移治疗流程图见 5－1。

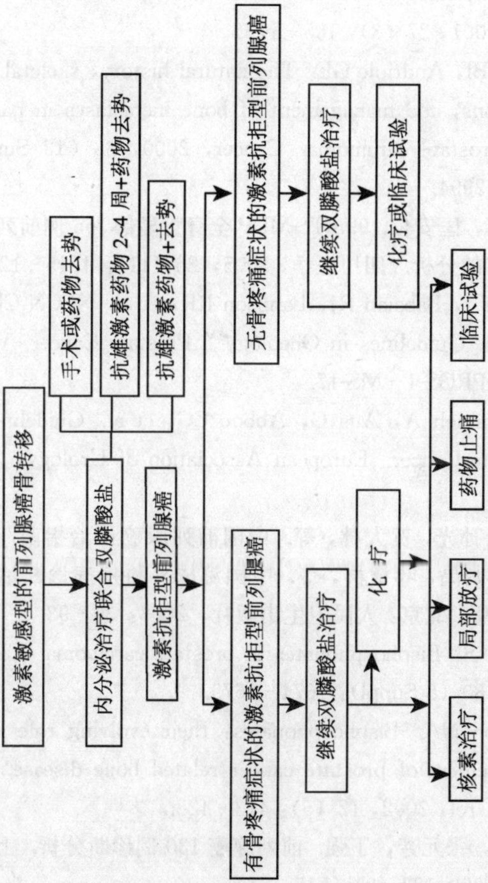

图 5-1　前列腺癌骨转移治疗流程图

参考文献

1. Coleman RE. Skeletal complications of malignancy. Cancer，1997，80（8 Suppl）：1588－1594.
2. Coleman RE. Metastatic bone disease：clinical features，pathophysiology and treatment strategies. Cancer Treat Rev，2001，27（3）：165－176.
3. Carlin BI，Andriole GL. The natural history，skeletal complications，and management of bone metastases in patients with prostate carcinoma. Cancer，2000，88（12 Suppl）：2989－2994.
4. 谢红军，匡安仁. 99mTc-MDP 全身骨显像 165 例前列腺癌骨转移的分析. 四川医学，2005，26（11）：1215－1216.
5. Mohler J，Babaian RJ，Bahnson RR，et al. NCCN Clinical Practice Guidelines in Oncology™ Prostate Cancer -V. 1. 2008，PROS-1－MS-17.
6. Heidenreich A，Aus G，Abbou CC，et al. Guidelines on Prostate Cancer. European Association of Urology，2008，1－28.
7. 李鸣，孙光，贺大林，等. 中国前列腺癌诊治指南//那彦群，孙则禹，叶章群，等. 中国泌尿外科疾病诊断治疗指南. 1 版. 北京：人民卫生出版社，2008：30－93.
8. Adami S. Bisphosphonates in prostate carcinoma. Cancer，1997，80（8 Suppl）：1674－1679.
9. Dawson NA. Bisphosphonates：their evolving role in the management of prostate cancer related bone disease. Curr Opin Urol，2002，12（5）：413－428.
10. 王忠，张元芳，丁强. 前列腺癌 130 例诊断分析. 上海医学，1999，22（9）：515－517.
11. Villavicencio H. Quality of life of patients with advanced

and metastatic prostatic carcinoma. Eur Urol，1993，24 (Suppl 2)：118 - 121.

12. Berruti A，Dogliotti L，Bitossi R，et al. Incidence of skeletal complications in patients with bone metastatic prostate cancer and hormone-resistant disease. J Urol，2000，164 (4)：1248 - 1253.

13. Oefelein MG，Ricchiuti V. Skeletal fractures negatively correlate with overall survival in men with prostate cancer. J Urol，2002，168 (3)：1005 - 1007.

14. Abuzallouf S，Dayes I，Lukka H. Baseline staging of newly diagnosed prostate cancer：a summary of the literature. J Urol，2004，171 (6 Pt 1)：2122 - 2127.

15. Ball JD，Maynard CD. Nuclear imaging in urology. Urol Clin North Am，1979，6 (2)：321 - 342.

16. Roudier MP，Vesselle H，True LD，et al. Bone histology at autopsy and matched bone scintigraphy findings in patients with hormone refractory prostate cancer：the effect of bisphosphonate therapy on bone scintigraphy results. Clin Exp Metastasis，2003，20 (2)：171 - 180.

17. 范义湘，罗荣城，李贵平，等. 骨显像联合碱性磷酸酶诊断 159 例前列腺癌骨转移. 肿瘤学杂志，2004，10 (5)：340 - 342.

18. Rosenthal DI. Radiologic diagnosis of bone metastases. Cancer，1997，80 (8 Suppl)：1595 - 1607.

19. Shreve PD，Grossman HB，Gross MD，et al. Metastatic prostate cancer：initial findings of PET with 2 - deoxy-2 - [F-18] fluoro-D-glucose. Radiology，1996，199 (3)：751 -756.

20. Schröder FH. Hormonal therapy of prostate cancer.

Walsh：Campbell's Urology. 8th ed. London：WB Saunders，2002：3182－3204.
21. Bruder JM，Ma JZ，Wing N，et al. Effects of alendronate on bone mineral density in men with prostate cancer treated with androgen deprivation therapy. J Clin Densitom，2006，9（4）：431－437.
22. Greenspan SL，Nelson JB，Trump DL，et al. Effect of once-weekly oral alendronate on bone loss in men receiving androgen deprivation therapy for prostate cancer：a randomized trial. Ann Intern Med，2007，146（6）：416－424.
23. Smith MR，Mcgoverng FJ，Zietman AL，et al. Pamidronate to prevent bone loss during androgen-deprivation therapy for prostate cancer. N Engl J Med，2001，345（13）：948－955.
24. Smith MR，Eastham J，Gleason DM，et al. Randomized controlled trial of zoledronic acid to prevent bone loss in men receiving androgen deprivation therapy for nonmetastatic prostate cancer. J Urol，2003，169（6）：2008－2012.
25. Ryan CW，Huo D，Demers LM，et al. Zoledronic acid initiated during the first year of androgen deprivation therapy increases bone mineral density in patients with prostate cancer. J Urol，2006，176（3）：972－978.
26. Israeli RS，Rosenberg SJ，Saltzstein DR，et al. The effect of zoledronic acid on bone mineral density in patients undergoing androgen deprivation therapy. Clin Genitourin Cancer，2007，5（4）：271－277.
27. Michaelson MD，Kaufman DS，Lee H，et al. Randomized

controlled trial of annual zoledronic acid to prevent gonadotropin-releasing hormone agonist-induced bone loss in men with prostate cancer. J Clin Oncol, 2007, 25 (9): 1038-1042.

28. Smith DC, Tucker JA, Trump DL. Hypercalcemia and neuroendocrine carcinoma of the prostate: a report of three cases and a review of the literature. J Clin Oncol, 1992, 10 (3): 499-505.

29. Dearnaley DP, Mason MD, Parmar MK, et al. Adjuvant therapy with oral sodium clodronate in locally advanced and metastatic prostate cancer: long-term overall survival results from the MRC PR04 and PR05 randomised controlled trials. Lancet Oncol, 2009, 10: 872-876.

30. DeWald RL, Bridwell KH, Prodromas C, et al. Reconstructive spinal surgery as palliation for metastatic malignancies. Spine, 1985, 10 (1): 21-26.

31. Saad F. The role of bisphosphonates in the management of prostate cancer. Curr Oncol Rep, 2006, 8 (3): 221-227.

32. Tannock IF, Osoba D, Stockler MR, et al. Chemotherapy with mitoxantrone plus prednisone or prednisone alone for symptomatic hormone-resistant prostate cancer: a Canadian randomized trial with palliative end points. J Clin Oncol, 1996, 14 (6): 1756-1764.

33. Berry W, Dakhil S, Modiano M, et al. Phase III study of mitoxantrone plus low dose prednisone versus low dose prednisone alone in patients with asymptomatic hormone refractory prostate cancer. J Urol, 2002, 168 (6): 2439-2443.

34. Petrylak DP, Tangen CM, Hussain MH, et al. Docetaxel

and estramustine compared with mitoxantrone and prednisone for advanced refractory prostate cancer. N Engl J Med，2004，351（15）：1513－1520.
35. Tannock IF，de Wit R，Berry WR，et al. Docetaxel plus prednisone or mitoxantrone plus prednisone for advanced prostate cancer. N Engl J Med，2004（15），351：1502－1512.
36. Saad F，Gleason DM，Murray R，et al. Zoledronic acid prostate cancer study group. Long-term efficacy of zoledronic acid for the prevention of skeletal complications in patients with metastatic hormone-refractory prostate cancer. J Natl Cancer Inst，2004，96（11）：879－882.
37. Saad F，Gleason DM，Murray R，et al. Zoledronic acid prostate cancer study group. A randomized，placebo-controlled trial of zoledronic acid in patients with hormone-refractory metastatic prostate carcinoma. J Natl Cancer Inst，2002，94（19）：1458－1468.
38. 孙燕，李同度，于世英. 癌症疼痛的处理//孙燕. 内科肿瘤学. 北京：人民卫生出版社，2001：224－239.
39. Pandit-Taskar N，Batraki M，Divgi CR. Radiopharmaceutical therapy for palliation of bone pain from osseous metastases. J Nucl Med，2004，45（8）：1358－1365.

第 6 章

肾癌骨转移临床诊疗专家共识

执笔：马建辉　寿建忠

一、概述

肾细胞癌（renal cell carcinoma，RCC）是起源于肾小管和集合小管上皮系统的恶性肿瘤，简称肾癌，占肾脏恶性肿瘤的80%～90%。我国RCC的发病率、死亡率呈逐年上升趋势，近几年增加明显[1-3]。与20世纪80年代相比，目前早期肾癌发现比例升高，晚期肾癌比例下降，其中无症状肾癌的比例从8%上升至33%[4]。除肺以外，骨骼是RCC第二常见的转移部位。临床研究结果显示，在RCC所有的转移部位中，骨转移占20%～25%[5]。而尸检发现死于RCC的患者的骨转移率为40%[6]。早期肾癌患者手术后，也仍有20%～30%将发生转移[7]。骨转移可导致骨相关事件（skeletal related events，SREs），严重影响患者的生活质量。RCC患者骨转移后发生SREs的几率（74%）高于乳腺癌（64%）、骨髓瘤（51%）和前列腺癌（44%）[8]。RCC患者SREs中高钙血症占3%～17%，病理性骨折占30%～40%[9-11]。为了准确诊断和适当治疗RCC的骨转移，预防、减少或推迟SREs的发生，我们参考国家综合癌症网络[12]、欧洲泌尿外科协会[13]、中华医学会泌尿外科分会[4]的《肾细胞癌诊治指南》等制定了肾癌骨转移临床诊疗专家共识。

二、肾细胞癌骨转移的临床表现

肾细胞癌骨转移常发生在中轴骨，其中71%为溶骨性病变，18%为成骨性病变，11%为混合性病变。常见的骨转移部位分别为盆骨（48%）、肋骨（48%）、椎骨（42%）和四肢长骨的末端（40%）等[14-15]。肾癌骨转移常表现为多发骨转移，孤立的骨转移少见，仅占1.4%～2.5%[9,14,16]。RCC骨转移的患者中，35%～73%的患者有肌肉或骨疼痛症状[9,11,16]，35%～55%的患者碱性磷酸酶升高[9-10]，31%～78%的患者伴有其他脏器转移症状[11-17]。

三、骨转移的诊断方法

（一）肾癌骨转移的高危因素

初诊的肾癌患者具有以下任何一项指标均可视为骨转移的高危人群，须进行骨转移的相关检查（推荐分级B）。

1. 肌肉或骨痛症状；
2. 碱性磷酸酶升高；
3. 患者体能状态评分>0（ECOG评分标准）；
4. 肿瘤临床分期≥Ⅲ期。

推荐对具有上述任何一项RCC骨转移高危因素的患者常规进行核素骨显像检查[4,9-13,16]。

（二）诊断方法

对放射性核素骨显像检查发现的放射性浓聚或稀疏的病灶区进行X线、MRI、CT检查，以帮助临床诊断骨转移，同时评价病理性骨折的风险。当骨病变破坏超过50%的骨皮质，则易发生病理性骨折[18]。RCC患者应常规进行血常规、肝功能、肾功能、碱性磷酸酶、血钙等检查，伴有高钙血症的RCC患者也应常规进行放射性核素骨显像检查[19]。

四、肾癌骨转移的治疗

肾癌骨转移应进行以内科为主的综合治疗。切除肾脏原发灶可提高干扰素（interferon，IFN）-α和（或）白细胞介素（interleukin，IL）-2治疗转移性肾癌的疗效[20-22]。对肾癌伴发或肾原发病灶切除术后出现的孤立性骨转移瘤，如患者体能状态良好、转移性肾癌预后危险因素评分低，可选择外科手术治疗[4]，也可根据患者的身体状况与肾手术同时进行或分期进行[23]。对肾癌骨转移发生病理性骨折或伴承重骨有骨折风险的患者，如患者体能状态良好，应首选外科手术治疗。既往转移性肾癌以高剂量IL-2、IFN-α、吉西他滨、卡培他滨、氟尿嘧啶脱氧核苷、5-Fu为一线治疗方案，阿霉素仅用于癌组织中有肉瘤样分化的肾非透明细胞癌患者的一线治疗。2006年起NCCN、EAU将分子靶向治疗药物（索拉菲尼，舒尼替尼、Temsirolimus、贝伐单抗联合IFN-α）作为转移性肾癌的一、二线治疗用药（证据水平Ⅰb）[24-27]。

（一）内科治疗

1. 分子靶向治疗

（1）索拉菲尼　2007年Escudier等报道了索拉菲尼治疗转移性肾细胞癌（metastatic renal cell carcinoma，mRCC）的Ⅲ期全球性评价（treatment approaches in renal cancer global evaluation trial，TARGET）临床试验的中期结果显示，索拉菲尼治疗经一次系统抗癌治疗失败的转移性肾透明细胞癌的有效率为10%，无疾病进展生存期（progression-free survival，PFS）为24周，较安慰剂对照组延长1倍。74%的患者肿瘤病变保持稳定，疾病控制率［完全缓解（complete response，CR）+部分缓解（partial responses，PR）+疾病稳定（stable disease，SD）］为84%[25]。

2006年4月至2007年8月，孙燕院士牵头组织了索拉菲尼治疗中国晚期肾细胞癌患者安全性及疗效分析的研究，该研究为开放、多中心、非对照的临床研究，共入组62例晚期肾癌患者，5例因毒副反应退组，57例患者可评价。全组中位年龄53岁，男性43例，接受索拉菲尼400mg，每日2次，至少2个月。结果CR 1例（1.75%），PR 11例（19.3%），SD 36例（63.16%），疾病控制率达84.21%，中位PFS时间41周，中位总生存期（overall survival，OS）未达到。副反应包括手足皮肤反应（16.1%）、腹泻（6.45%）、高血压（12.9%）、白细胞减少（3.2%）、高尿酸血症（9.7%）。其疾病控制率（CR+PR+SD）与国外的索拉菲尼Ⅲ期随机双盲对照研究（TARGET试验）的报道一致。

推荐索拉菲尼用量400mg，每日2次（推荐分级B）。

（2）舒尼替尼　舒尼替尼治疗转移性肾透明细胞癌的有效率为24.8%，PFS为11.2个月，明显优于IFN-α[25]。

（3）Temsirolimus　Temsirolimus治疗预后差的晚期患者，有效率9%，疾病控制率49%，与IFN-α组相比能明显延长总生存期（10.9个月 vs 7.3个月）[26]。

（4）贝伐株单抗联合IFN-α　贝伐株单抗联合IFN-α治疗晚期肾透明细胞癌，有效率30.6%，与IFN-α单药组比较显著延长了PFS（10.2个月 vs 5.4个月）[27]。

2. 细胞因子治疗

（1）IL-2　IL-2可作为转移性透明细胞癌的一线治疗用药（证据水平Ⅰb）。

2004年7月至2006年6月，在我国进行了单药重组人源化IL-2（Proleukin）皮下注射治疗转移性肾癌的疗效及其安全性研究[28]，该研究为开放、多中心、非对照临床研究。入组41例经病理确诊的转移性肾癌患者。每5周为一个周期：第一周于第1～5天接受IL-2，900万IU，每12小时1次；后三周，于每周第1～2天接受IL-2，900万IU，每12小时1次，于每周第3～5天接受IL-2，900万IU，每日1次；第五周停用。共2～4个周期。5例因毒副反应出组，36例可评价客观疗效，CR 0例，PR 7例（19.4%），SD 16例（44.4%），PD 13例（36.1%），疾病控制率63.9%，中位PFS尚未达到，但超过12个月。严重不良反应（≥3级）少见，主要表现为多系统1～2级的轻、中度不良反应。研究结果显示中低剂量IL-2治疗中国人转移性肾癌的疗效与国外报道相同。

IL-2推荐剂量：1800万IU/d，皮下注射，5日/周，共5～8周（推荐分级B）。

（2）IFN-α　IFN-α对低、中危险因素的转移性肾透明细胞癌患者有效（证据水平Ⅰb）[29,30]。结合中国国情，推荐将IFN-α作为治疗低、中危险因素的转移性肾透明细胞癌患者的一线治疗方案（推荐分级A）。

IFN-α推荐治疗剂量：900万IU/次，肌肉注射或皮下注射，3次/周，12周为1个疗程。也可采用阶梯式递增方案，第1周每次300万IU，第2周每次600万IU，第3周以后每次900万IU。IFN-α治疗转移性RCC有效率为15%，中位生存时间为8.5～13个月。

3.化疗　化疗主要作为转移性非透明细胞癌患者的一线治疗方案（证据水平Ⅲ）。主要用于治疗mRCC的化疗药物有吉西他滨、氟尿嘧啶、卡培他滨和顺铂。吉西他滨联合氟尿嘧啶或卡培他滨主要用于以透明细胞为主型的mRCC；吉西他滨联合顺铂主要用于以非透明细胞为主型的mRCC；如果肿瘤组织中含有肉瘤样分化成分，化疗方案中可以联合阿霉素。化疗有效率约10%～15%。化疗联合IFN-α和（或）IL-2也未显示出优势。

（二）双膦酸盐类药物治疗

双膦酸盐类药物可以治疗高钙血症，缓解骨痛；唑来膦酸可有效预防或延缓肾癌骨转移引起的SREs[31,32]。推荐使用的双膦酸盐药物包括帕米膦酸二钠、唑来膦酸等，但唑来膦酸的疗效优于帕米膦酸二钠[33]。

（三）外科治疗

RCC骨转移多为溶骨性，易引起病理性骨折或脊髓压迫等并发症。骨转移最有效的治疗方法就是应用手术方法切除转移灶。对可切除的原发病灶或已被切除原发病灶伴单一骨转移病变（不合并其他转移病灶）的患者，应进行积极的外科治疗。骨转移伴承重骨有骨折风险的患者应进行预防性内固定，避免骨折的出现。已出现病理性骨折或脊髓的压迫症状符合下列3个条件者应首先选择骨科手术治疗：①预计患者存活期>3个月；②体能状态良好；③术后能改善患者的生活质量，有助于接受放、化疗和护理[34,35]。针对骨转移的外科手术多为姑息性治疗，主要用于治疗和预防病理性骨折，缓解脊髓压迫，可达到缓解症状，避免神经损伤、甚至截瘫，保存或恢复肢体功能和膀胱等功能，提高生活质量的目的。手术切除孤立性骨转移病灶可能延长部分患者的生存期[36,37]。

（四）局部放疗

体外照射放疗主要治疗单发骨转移和多发骨转移疼痛明显的部位，主要目的是缓解骨痛、恢复功能和防止局部病变进一步发展导致病理性骨折和脊髓压迫。目前认为局部放疗是肾癌骨转移局部止痛治疗的有效方法，可使70％的患者疼痛缓解[38]。

（五）药物止痛治疗

药物止痛是缓解肾癌骨转移疼痛的主要方法之一。止痛药物的治疗应遵循 WHO 癌症治疗基本原则进行[39]，止痛药物可与双膦酸盐类药物或放疗等方法联合治疗，以便最大限度地缓解肾癌骨转移患者的疼痛。

参考文献

1. 全国肿瘤防治研究办公室、卫生部卫生统计信息中心. 中国试点市、县恶性肿瘤的发病与死亡（1988—1992). 北京：中国医药科技出版社，2001. 265 - 291.
2. 全国肿瘤防治研究办公室、卫生部卫生统计信息中心. 中国试点市、县恶性肿瘤的发病与死亡. （1993—1997）第 2 卷. 北京：中国医药科技出版社，2002. 271 - 297.
3. 张思维，陈万青，孔灵芝，等. 中国部分市县 1998—2002 年恶性肿瘤的发病与死亡. 中国肿瘤，2006，15：430 -448.
4. 马建辉，何志嵩，万奔，等. 肾细胞癌诊治指南. 见：那彦群，孙则禹，叶章群，等. 中国泌尿外科疾病诊断治疗指南. 北京：人民卫生出版社；2008，8 - 29.

5. Coleman RE. Metastatic bone disease：clinical features，pathophysiology and treatment strategies. Cancer Treat Rev，2001，27 (3)：165－176.

6. Ebele JN，Sauter G，Epstein JI，et al. Pathology and genetics of tumours of the urinary system and male genital organs. Lyon：IARC，2004，23.

7. Rouviere O，Bouvier R，Negrier S，et al. Nonmetastatic renal cell carcinoma：is it really possible to define rational guidelines for post-treatment follow up. Nat Clin Pract Oncol，2006，3 (4)：200－213.

8. Hoesl CE，Altwein JE. Biphosphonates in advanced prostate and renal cell cancer-current stetus and potential applications. Urol Int，2006，76 (2)：97－105.

9. Shvarts O，Lam JS，Kim HL，et al. Eastern cooperative oncology group performance status predicts bone metastasis in patients presenting with renal cell carcinoma. J Urol，2004，172 (3)：867－870.

10. Koga S，Tsuda S，Nishikido M，et al. The diagnostic value of bone scan in patients with renal cell carcinoma. J Urol，2001，166 (6)：2126－2128.

11. Staudenherz A，Steiner B，Puig S，et al. Is there a diagnostic role for bone scanning of patients with a high pretest probability for metastatic renal cell carcinoma? Cancer，1999，85 (1)：153－155.

12. Mozter RJ，Boston B，Carducci M，et al. NCCN Clinical Practice Guidelines in Oncology™ Prostate Cancer -V. 1. 2008，KID-1－KS-8.

13. Ljungberg B，Hanbury DC，Kuczyk MA，et al. Guidelines on renal cell carcinoma. European Association of Urology,

2008，1-26.
14. Zekri J，Ahmed N，Coleman RE，et al. The skeletal metastatic complications of renal cell carcinoma. Int J Oncol，2001，19（2）：379-382.
15. Glaspy JA. Therapeutic options in the management of renal cell carcinoma. Semin Oncol，2002，29（3 Suppl 7）：41-46.
16. Tolia BM，Whitmore WF Jr. Solitary metastasis from renal cell carcinoma. J Urol，1975，114（6）：836-838.
17. Swanson DA，Orovan WL，Johnson DE，et al. Osseous metastases secondary to renal cell carcinoma. Urology，1981，18（6）：556-561.
18. Rosenthal DI. Radiologic diagnosis of bone metastases. Cancer，1997，80（8 Suppl）：1595-1607.
19. Seaman E，Goluboff ET，Ross S，et al. Association of radionuclide bone scan and serum alkaline phosphatase in patients with metastatic renal cell carcinoma. Urology，1996，48（5）：692-695.
20. Mickisch GH，Garin A，van Poppel H，et al. Radical nephrectomy plus interferon-alfa-based immunotherapy compared with interferon alfa alone in metastatic renal-cell carcinoma：a randomised trial. Lancet，2001，358（9286）：966-970.
21. Flanigan RC，Salmon SE，Blumenstein BA，et al. Nephrectomy followed by interferon alfa-2b compared with interferon alfa-2b alone for metastatic renal-cell cancer. N Engl J Med，2001，345（23）：1655-1659.
22. Flanigan RC，Mickisch G，Sylvester R，et al. Cytoreductive nephrectomy in patients with metastatic renal cancer.

A combined analysis. J Urol，2004，171（3）：1071-1076.
23. Kavolius JP，Mastorakos DP，Pavlovich C，et al. Resection of metastatic renal cell carcinoma. J Clin Oncol，1998，16（6）：2261-2266.
24. Escudier B，Eisen T，Stadler WM，et al. TARGET Study Group. Sorafenib in advanced clear-cell renal-cell carcinoma. N Engl J Med，2007，356（2）：125-134.
25. Motzer RJ，Hutson TE，Tomczak P，et al. Sunitinib versus interferon alfa in metastatic renal-cell carcinoma. N Engl J Med，2007，356（2）：115-124.
26. Hudes G，Carducci M，Tomczak P，et al. Temsirolimus，interferon alfa，or both for advanced renal-cell carcinoma. N Engl J Med，2007，356（22）：2271-2281.
27. Escudier B，Pluzanska A，Koralewski P，et al. Bevacizumab plus interferon alfa-2a for treatment of metastatic renal cell carcinoma：a randomised，double-blind phase Ⅲ trial. Lancet，2007，370（9605）：2103-2111.
28. 盛锡楠，李峻岭，郭军，等. 重组人源化白细胞介素-2 治疗转移性肾癌的Ⅲ期临床研究. 中华肿瘤杂志，2008，30（2）：129-133.
29. Motzer RJ，Bacik J，Murphy BA，et al. Interferon-alfa as a comparative treatment for clinical trials of new therapies against advanced renal cell carcinoma. J Clin Oncol，2002；20（1）：289-296.
30. Coppin C，Porzsolt F，Awa A，et al. Immunotherapy for advanced renal cell cancer. Cochrane Database Syst Rev，2006；1-65.
1. Rosen LS，Gordon D，Tchekmedyian S，et al. Zoledronic acid versus placebo in the treatment of skeletal metastases

in patients with lung cancer and other solid tumors: a phase Ⅲ, double-blind, randomized trial-the zoledronic acid lung cancer and other solid tumors study group. J Clin Oncol, 2003, 21 (16): 3150 - 3157.

32. Lipton A, Colombo-Berra A, Bukowski RM, et al. Skeletal complications in patients with bone metastases from renal cell carcinoma and therapeutic benefits of zoledronic acid. Clinical Cancer Research, 2004, 10 (18 Pt 2): 6397-6403.

33. Major P, Lortholary A, Hon J, et al. Zoledronic acid is superior to pamidronate in the treatment of hypercalcemia of malignancy: a pooled analysis of two randomized, controlled clinical trials. J Clin Oncol, 2001, 19 (2): 558 - 567.

34. Kollender Y, Bickels J, Price WM, et al. Metastatic renal cell carcinoma of bone: indications and technique of surgical intervention. J Urol, 2000, 164 (5): 1505 - 1508.

35. Kuczyk MA, Anastasiadis AG, Zimmermann R, et al. Current aspects of the surgical management of organ-confined, metastatic, and recurrent renal cell cancer. BJU Int, 2005, 96 (5): 721 - 727.

36. Durr HR, Maier M, Pfahler M, et al. Surgical treatment of osseous metastases in patients with renal cell carcinoma. Clin Orthop Relat Res, 1999, 283 - 290.

37. Fuchs B, Trousdale RT, Rock MG. Solitary bony metastasis from renal cell carcinoma: significance of surgical treatment. Clin Orthop Relat Res, 2005, 187 - 192.

38. Janjan NA. Radiation for bone metastases: conventional techniques and the role of systemic radiopharmaceuticals.

Cancer，1997，80（8 Suppl）：1628 - 1645.

39. 孙燕，李同度，于世英. 癌症疼痛的处理//孙燕. 内科肿瘤学. 北京：人民卫生出版社，2001. 224 -239.

索　引